Médecin-Major de 1re classe SALLE

GELURES & INSOLATIONS

CHEZ LE SOLDAT

EN PARTICULIER SUR LES TROUPES D'INFANTERIE
EN MARCHE

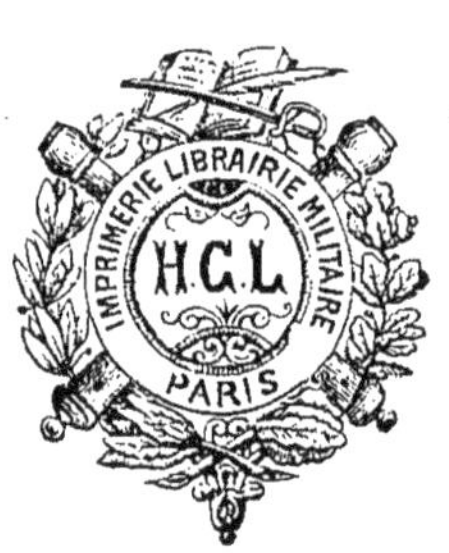

PARIS
HENRI CHARLES-LAVAUZELLE
Éditeur militaire
118, Boulevard Saint-Germain, Rue Danton, 10

(MÊME MAISON A LIMOGES)

GELURES ET INSOLATIONS

CHEZ LE SOLDAT

Médecin-Major de 1re classe SALLE

GELURES & INSOLATIONS

CHEZ LE SOLDAT

EN PARTICULIER SUR LES TROUPES D'INFANTERIE
EN MARCHE

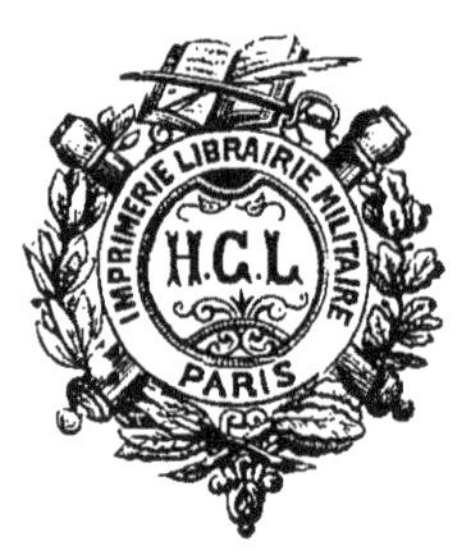

PARIS
HENRI CHARLES-LAVAUZELLE
Éditeur militaire
Boulevard Saint-Germain, 118, Rue Danton, 10

(MÊME MAISON A LIMOGES)

AVANT-PROPOS

L'homme est exposé à des causes de maladies qui peuvent trouver leur origine dans les différents milieux qui l'environnent. Ces milieux sont des modificateurs, qu'on peut étudier d'après leur nature physique, chimique, biologique, etc.

Parmi les modificateurs physiques, véritables agents d'excitation à action simple, la *chaleur* positive ou négative (le froid) occupe le premier rang. Quelle est son action? Quelles sont les règles d'hygiène, de précaution qu'on peut lui opposer, puisqu'on ne peut agir sur sa cause? Tels sont les points qu'il a paru intéressant de développer dans cette petite étude qui s'adresse tout particulièrement aux officiers. Il est nécessaire, en effet, que chacun d'eux connaisse bien ces règles d'hygiène et de premiers secours. La circulaire ministérielle du 1er août 1890 leur en fait même une obligation aussi morale que réglementaire.

d'eau produits par cette combustion s'échappent du sang veineux sur les surfaces cutanées et pulmonaires.

Ces phénomènes constants de combustion lente qui se passent dans l'intimité des tissus ne vont pas sans s'accompagner d'une production de chaleur, qu'on pourra juger considérable, quand j'aurai rappelé que les capacités calorifiques du carbone et de l'hydrogène sont telles que l'unité de l'eau ou de l'acide CO^2 formés a produit une quantité de chaleur capable de porter à l'ébullition l'une 80, l'autre 340 litres d'eau.

Cette chaleur produite, la *chaleur animale,* est transportée partout par le sang, dont la température diminue à mesure qu'il se rapproche de la surface cutanée, tandis qu'elle s'élève dans les viscères de l'abdomen, dans le foie surtout. La température que les médecins ont l'habitude de prendre dans l'aisselle est une juste moyenne entre les températures profondes et celles de la périphérie. Elle oscille, chez l'individu en santé, entre 36°5 et 37°5.

Comme ce sont les aliments qui sont chargés de réparer les pertes incessantes que font nos tissus, on peut dire que la respiration pulmonaire, la transpiration cutanée et la digestion, sont les trois facteurs avec lesquels il nous faut compter pour apprécier l'influence sur notre économie de la température extérieure dans les différentes saisons. En un mot, et en ce qui concerne l'organisme, la quantité de chaleur produite chaque jour est en rapport avec l'activité de la nutrition et la nature des aliments : il convient de bien retenir ces deux termes, que nous allons avoir à mettre en pratique tout à l'heure.

Variations de la chaleur animale.

La chaleur animale est influencée de la façon la plus sensible par les variations diverses du milieu dans lequel l'homme est appelé à vivre ; mais par une admirable disposition de son fonctionnement de compensation, l'organisme tend à tenir la balance toujours égale entre ses recettes et ses dépenses : c'est à l'aider dans ce travail que nos efforts doivent concourir.

Causes de diminution. — Quelles sont les causes qui tendent à diminuer la chaleur animale ?

L'homme perd sa chaleur de trois façons : par rayonnement, par conductibilité des milieux et par évaporation.

1° *Par rayonnement.* — La quantité de chaleur perdue par rayonnement est très peu considérable, cependant elle l'est davantage dans un milieu froid ; enfin, le refroidissement par contact est d'autant plus élevé que le volume du corps est moindre.

2° *Par conductibilité des milieux.* — Le corps humain, avec son pannicule adipeux et son réseau circulatoire superficiel, est protégé quelque peu contre le rayonnement; mais il est obligé de suppléer à l'absence des poils ou du duvet dont sont pourvus les animaux, par l'adjonction de vêtements, dont les tissus doivent être judicieusement choisis parmi ceux qui sont mauvais conducteurs de la chaleur. C'est ainsi que la laine et les fourrures lui rendront de grands services, et que le coton, au contraire, devra être écarté. J'ajoute que l'air atmosphérique, quand il est sec, est très mauvais conducteur de la chaleur et je rappelle que l'air humide ainsi que la paille la conduisent en revanche assez bien.

3° *Par évaporation d'eau.* — L'homme perd surtout sa chaleur par la respiration et par la transpiration, c'est-à-dire par l'évaporation de l'eau à la surface des alvéoles pulmonaires et de la peau.

Il est bien évident que cette évaporation est d'autant plus élevée que l'air ambiant est plus chaud et plus sec.

On a évalué cette déperdition à 30 p. 100 pour l'évaporation et à 8 p. 100 pour la respiration. Le travail mécanique utile ne dispose donc au total que des 2/3 de la chaleur produite.

Causes d'augmentation. — Quelles sont les causes qui augmentent la chaleur animale ? Cela est intéressant à connaître car, dans la pratique, en été, nous devons tendre tous nos efforts à venir en aide aux causes qui diminuent la chaleur animale, tandis que nous devons combattre celles qui concourent à l'augmenter, et qui sont au nombre de trois :

1° *Température extérieure.*

2° *Alimentation.* — Une alimentation trop riche en principes hydro-carbonés (en graisse), car les matières grasses développent dans l'organisme plus de chaleur que toutes les autres substances alimentaires.

3° *Fonctionnement organique.* — Tous les organes dégagent du calorique lorsqu'ils fonctionnent : cela est vrai surtout pour le travail musculaire qui exerce une triple action sur la température. Sous l'influence de la contraction, la substance oxydable du muscle se combure au contact de l'oxygène pour fournir du travail mécanique et de la chaleur.

Mais abstraction faite de cette première source, l'exercice amène une exagération de la circulation avec augmentation de fréquence des mouvements respiratoires ; et ces deux causes occasionnent à leur tour une élévation de température.

La chaleur individuelle de l'homme qui travaille devrait donc s'élever sans cesse jusqu'à devenir une cause de danger pour lui.

Mais nous savons que par le rayonnement et l'évaporation de la sueur, le corps réussit en général à se débarrasser de la quantité de chaleur qui est en excès.

CONDITIONS DÉPENDANT DU MILIEU EXTÉRIEUR

CHALEUR COSMIQUE

Si la température du corps est constante, et à peu près invariable, la chaleur cosmique a des caractères opposés. Laissant de côté ce qui peut avoir trait à la chaleur centrale de la terre, nous ne nous occuperons que de la chaleur solaire, car c'est elle qui constitue la base, l'élément le plus constant de la division en *climats* de la surface du globe.

Ces climats ont été divisés en cinq classes, entre chacune desquelles la température moyenne descend de 10 degrés. Ils sont appelés : *torrides* de l'équateur thermique à 25 degrés; *chauds*, de 25 à 15 degrés; *tempérés*, de 15 à 5 degrés; *froids*, de 5 à — 5 degrés et, enfin, *polaires*, de — 5 à — 15 degrés. (Températures moyennes annuelles.)

L'Europe fait partie des climats tempérés dont les saisons ont des durées à peu près égales. Mais l'on sait combien les différents points de cette partie du monde sont loin d'avoir la même température. C'est qu'il existe des causes générales qui la font varier, causes importantes à connaître et qui sont la *latitude*, l'*altitude*, la *nature* du sol, la *direction des courants* atmosphériques et enfin le voisinage des *surfaces liquides* : grâce à la prodigieuse quantité de vapeur d'eau qu'elle fournit sans cesse, la mer est la grande régulatrice des climats des régions qui l'avoisinent.

1° Latitude. — Inutile d'expliquer pourquoi un lieu, en raison de sa situation géographique, a une température d'autant plus basse qu'il est plus éloigné de l'équateur : on estime que la température diminue de 1 degré par chaque 2 degrés de latitude parcourus en remontant vers le nord.

2° Altitude. — On admet que selon l'exposition et la nature du sol, une ascension de 160 mètres à 240 mètres entraîne un abaissement de 1 degré dans la température moyenne annuelle. Monter de 100 mètres, c'est faire environ 125 kilomètres vers le pôle nord.

Les régions montagneuses offrent donc aux troupes appelées à y manœuvrer, à y stationner, des climats tout spéciaux en raison de leur altitude. On divise les montagnes en trois ordres suivant leur hauteur.

Montagnes. — *A*) Les montagnes de premier ordre ont de 2.000 à 4.000 mètres. On y distingue quatre régions :

a) L'*inférieure* ou *sous-montagne*, dite encore région des noyers, est cultivée, habitée, sillonnée de routes; elle s'étend jusqu'à 800 mètres.

b) La deuxième région est celle des *forêts*, elle se subdivise en région *montagne*, avec des hêtres, allant de 800 à 1.300 mètres et en région *sous-alpine*, peuplée de sapins de 1.300 à 1.700 mètres.

c) Dans la troisième région *alpine* il n'y a plus d'arbres; quelques arbustes en caractérisent la première partie qui monte jusqu'à 2.100 mètres, tandis qu'on ne voit plus que des pâturages dans la partie sous-nivale qui atteint 2.700 mètres.

d) Au delà s'étend la région des *rochers* et des *neiges*, la région nivale pure où il n'y a plus la moindre trace de végétation.

B) Dans les montagnes du deuxième ordre, l'altitude varie de 1.000 à 2.000 mètres. Dans celles-ci, la région nivale fait absolument défaut.

C) Enfin, dans celles du troisième ordre, dont la hauteur ne dépasse pas 1.000 mètres, les deux premières régions existent seules.

Il peut donc y avoir de 12 à 15 degrés de différences de température entre le point de départ et le point culminant d'une ascension de 2.000 mètres, en ne tenant compte que de l'influence de la seule altitude.

3° Influences diverses. — Je dis en ne tenant compte que de cette condition, car j'ai parlé d'autres facteurs qui intervenaient pour modifier la température d'un lieu. Il en sera question aux chapitres suivants.

Certains auteurs, entre autres le commandant Marga, ont divisé l'Europe en quatre climats généraux, basés précisément sur les causes générales dont je viens de parler. Ils admettent les climats *hyperboréens*, aux nuits de vingt-quatre heures; les *continentaux* à grands écarts entre les températures de l'été et de l'hiver; les *océaniques*, à douceur relative de ces deux saisons, parmi lesquels la France se place presque tout entière; et enfin les *méditerranéens*, sous la dépendance des vents chauds d'Afrique.

Ces climats généraux se subdivisent à leur tour en climats locaux qui sont sous l'influence de causes particulières (1).

(1) C'est ainsi que le département de la Haute-Loire, sur le territoire duquel est stationné le 86e régiment d'infanterie, et qui est situé aux confins des deux climats océanique et méditerranéen, doit à sa situation toute particulière en plein massif central de jouir d'un climat continental.

Au point de vue spécial de la climatologie, on peut diviser cette région en trois zones, caractérisées par la nature du sol et par les variations de la température.

La première zone, ou des *calcaires*, comprend les terrains situés entre 400 et 700 mètres. En hiver, le thermomètre y descend jusqu'à — 15 degrés, tandis qu'en été on a observé une température de 35 degrés à l'ombre. Les hivers y sont longs, le printemps court, c'est l'automne qui est la plus belle saison.

La deuxième zone ou des *basaltes*, finit à 1.200 mètres, c'est la plus étendue du département. Le froid, l'hiver, atteint — 20 degrés et dure longtemps. Il s'y produit souvent en été des abaissements subits de température; on y connaît les gelées en été.

Enfin la troisième zone, des *trachytes*, atteint au sommet du Mézenc le point culminant de 1.754 mètres. Le climat de cette zone est rude en hiver; la neige y séjourne plus de la moitié de l'année, et le thermomètre descend à — 25 degrés. La neige commence à tomber vers le 15 octobre et ne disparaît que vers le 15 avril, encore qu'on en ait vu en mai et même en juin.

CHAPITRE II

Du froid.

ACTION DU FROID SUR L'ORGANISME

Rôle physiologique du froid.

Maintenant que nous avons vu ce qu'était la chaleur tant animale que cosmique, il convient d'étudier en quelques mots l'action du froid sur l'organisme.

L'air glacé de l'hiver enlève sans cesse du calorique au corps humain qui, pour résister à cette action perturbatrice, est dans l'obligation d'augmenter la production de sa chaleur animale.

Froid sec ordinaire. — Un froid sec ordinaire diminue la perspiration cutanée et accélère l'hématose, d'où la production supplémentaire de chaleur. La quantité de carbone brûlée étant plus considérable, la puissance digestive est plus énergique, l'appétit est très prononcé. Les sécrétions rénales et intestinales sont augmentées pour compenser la cessation et l'évaporation cutanées. La circulation est ralentie, le pouls est peu fréquent, enfin l'innervation est moins active; *frigus nervis inimicum* a dit Hippocrate. Cette diminution de la sensibilité est tellement nette qu'on a vu des congelés perdre des doigts, les mains ou même les pieds, sans manifester la moindre douleur.

La *peau*, étant moins irriguée, blanchit et se crispe; elle prend l'aspect de la chair de poule; ce n'est guère que dans les parties fortement vasculaires, telles que le nez ou les oreilles, que la circulation superficielle se continue. C'est pour cette raison que chez les blessés, en hiver, on voit la réparation des plaies se faire bien moins vite.

Enfin les *muqueuses* directement exposées à l'action du froid sont vivement impressionnées par lui; c'est en grande partie de là que l'ophtalmie des neiges tire son origine. Quand le corps n'est plus exposé au froid, la chaleur revient plus ou moins rapidement et dépasse d'ordinaire le degré normal.

Tout le monde a pu éprouver par soi-même ce phénomène dit de *réaction*, après avoir touché à la neige.

Froid excessif. — Si le froid agit plus vigoureusement encore, ou plus longtemps, on voit apparaître soit des accidents locaux, tels que les *congélations* frappant surtout les extrémités, soit des accidents généraux plus graves, qu'on a désigné, par analogie avec les accidents imputables à la chaleur, sous le nom de *coups de froid.*

Ils sont caractérisés par de l'engourdissement musculaire, avec sensation de courbature générale; ces symptômes coïncident avec une diminution dans l'activité respiratoire.

Si ces désordres vont en s'accentuant, le gelé ne tarde pas à présenter tous les signes de l'*asphyxie.* Et bientôt c'est la mort!

Mort par le froid. — Sans entrer dans les discussions théoriques qu'a soulevées cette question du mécanisme de la mort par le froid, il est permis de dire ici que celle-ci peut survenir par trois processus différents :

1° *Quand le refroidissement est rapide et progressif,* la mort est due à une anémie des centres nerveux par diminution de l'activité du cœur : le sang veineux reste vermeil; le malade meurt au milieu de mouvements convulsifs;

2° *Si le refroidissement est lent et continu,* les symptômes de congestion cérébrale dominent la scène : engourdissement; besoin implacable de sommeil, besoin si exigeant que ceux qui en sont atteints, même quand ils sont prévenus des conséquences fatales qu'ils encourent, demandent en pleurant qu'on les laisse dormir.

« Quiconque s'assied s'endort; quiconque s'endort ne se réveille plus ». Pendant la retraite de Russie, à partir du passage de la Bérésina (25 décembre) les médecins de la Grande Armée n'eurent que trop à s'en convaincre !

La mort survient cette fois par le poumon dont le fonctionnement se ralentit de plus en plus, et par la congestion cérébrale due à l'asphyxie.

3° Dans les cas de *congélation partielle*, la mort peut enfin survenir brusquement. Elle est le fait d'une véritable syncope résultant d'une foule de petits caillots formés dans la partie congelée et qui, entraînés par le courant sanguin, ont été intercepter, à l'égal d'une ligature, le passage du sang dans les organes essentiels à la vie.

Rôle pathogénique du froid.

Ce que je viens de dire s'applique à l'action du froid étudié isolément. Il est des circonstances de la vie militaire qui tendent à augmenter cette action nocive et sur lesquels il est nécessaire de s'arrêter quelque temps.

Misère physiologique. — L'histoire des épidémies de congélation dans les armées montre que l'affaiblissement des hommes et surtout le manque de nourriture, jouent un rôle plus important que le froid dans les désastres qui ont été signalés. Sans remonter jusqu'à l'histoire terrifiante de la campagne de 1812, on peut dire que l'exemple le plus net de l'influence dont je parle a été constaté lors de la catastrophe de Bou-Thaleb, dans la province de Constantine, et lors du désastre du Tléta du Douairs, le 28 mars 1879, dans la province d'Alger.

Si la misère physiologique, l'insuffisance de l'alimentation prédisposent aux accidents causés par le froid, il est encore d'autres circonstances qui en favorisent l'apparition.

INFLUENCES DIRECTES

Immobilité. — Ce sont d'abord l'*immobilité*, la *progression* à cheval. Chez l'individu qui n'exerce pas certaines parties de son corps, chez la sentinelle, chez le cavalier, la congélation ne tarde pas à frapper les parties qui sont dans l'inaction.

Humidité. — L'*humidité* multiplie les effets du froid; c'est ainsi que chez les marins, ce sont surtout les mains, souvent en contact avec des objets mouillés, qui sont le plus ordinairement frappées de congélation.

L'air humide, en qualité de meilleur conducteur, soustrait au corps une plus grande quantité de sa chaleur. Les vêtements, mouillés par l'eau, la pluie ou la neige, refroidissent le corps non seulement en raison de l'accroissement de leur conductibilité, mais surtout en raison de l'évaporation qui se fait à leur surface.

La neige fondante agit par le même double mécanisme, mais surtout par la quantité de chaleur dont elle s'empare pour opérer son changement d'état.

Si la boue dans laquelle piétinent les sentinelles ou les travailleurs de tranchées est mélangée de neige, l'influence du froid humide aux pieds deviendra déplorable, car la congélation en sera rapide, la neige fondante pénétrant facilement les chaussures les plus imperméables.

Vents. — L'*agitation de l'air*, en exagérant l'évaporation cutanée, active la déperdition du calorique du corps : l'action des vents a donc une influence directe sur les effets du froid. Les navigateurs des mers polaires sont unanimes à déclarer que par un air calme ils supportaient facilement des températures très basses, et qu'ils ne souffraient pas davantage par —46 degrés que par —17 degrés quand il y avait de la bise.

C'est pour cette raison que les hommes occupant le centre des colonnes en route sont moins fréquemment atteints par le froid que ceux de tête. Larrey, le chirurgien en chef de la Grande Armée, en Russie, a constaté que les premiers accidents se montrèrent sur les soldats qui marchaient sur les flancs des colonnes; pendant la retraite de Bou-Thaleb, la plupart des accidents se manifestèrent sur les éclaireurs isolés qui montaient sur les mamelons. C'est ainsi que pendant le passage des Alpes par les Autrichiens, en 1849, on trouva des hommes demeurés en arrière de la colonne; les uns qui étaient restés isolément à découvert ne purent être ranimés, tandis que les autres qui s'étaient groupés et réfugiés sous la neige, purent échapper à la mort.

Nature du sol. — Les terrains sont conducteurs de calorique de façons fort diverses suivant leur constitution géologique, leur couleur, etc.

Dans les pays froids, ou en hiver, les terrains argileux sont froids; et comme ils sont également humides, ils favorisent le développement des affections rhumatismales. Les sables sont, au contraire, les terrains les plus salubres.

L'aridité du sol ou sa surface couverte de végétation ont aussi une importance qu'il est facile de s'expliquer. Les arbres, en particulier, jouent un grand rôle, au point de vue spécial du froid, car ils préservent des vents.

INFLUENCES INDIRECTES

En dehors de ces influences qu'on peut appeler directes ou cosmiques, et qui permettent d'expliquer comment le froid agit plutôt par sa qualité que par son intensité, il est d'autres circonstances, indirectes celles-là, qui ne sont pas sans jouer un grand rôle dans la pathogénie des accidents imputables au froid.

Relèvement brusque de la température. — L'une d'elles, paradoxale au premier abord, est cependant certaine. Les accidents qui nous occupent sont surtout intenses lorsqu'après une période de grands froids il y a une ascension brusque de la température. Larrey avait remarqué ce fait surtout au lendemain de la bataille d'Eylau, quand, dans la nuit, le thermomètre était passé de — 6° à + 19°. Michel Lévy a fait en Crimée des observations identiques. Nous verrons tout à l'heure combien, dans le traitement des congelés, il faut éviter de reproduire artificiellement de semblables écarts de température.

Tempérament. — Le *tempérament* des individus soumis au froid joue un rôle certain dans leur degré de résistance; les sanguins le supportent mieux que les lymphatiques. Il en est de même de la *race*, qui semble être un facteur assez important dans l'immunité au froid. Depuis les observations remarquables faites par Larrey pendant la retraite de Russie, on admet que les méridionaux résistent mieux aux rigueurs de l'hiver que les gens du nord. On cite volontiers à l'appui de ce dire, la fonte totale du 3e régiment des grenadiers de la garde, composé de 1787 Hollandais, dont 41 seulement rentrèrent au pays, alors que deux autres régiments, composés d'hommes du midi de la France, conservèrent la plus grande partie de leur effectif. En fait, nos tirailleurs algériens supportèrent à merveille les froids de la campagne de Crimée, et pas un ne fut touché pendant la retraite de Bou-Thaleb.

Alcoolisme. — Est-ce bien réellement affaire de race que cette résistance, et les méridionaux la doivent-ils à leur nature nerveuse et énergique? Je pense, avec d'autres hygiénistes, qu'il faut placer dans la différence de sobriété le secret de la différence de résistance. Les méridionaux ont lutté avec succès contre le froid, parce qu'ils boivent peu ou point d'alcool, et les hommes du nord ont succombé sous ses coups parce qu'ils boivent de l'alcool et souvent beaucoup.

L'alcool, en effet, détermine une déviation, dans un sens d'infériorité, de la nutrition générale ou locale, et une perversion profonde dans le fonctionnement du système nerveux. Il ne fait même pas de chaleur dans l'organisme, pas de force latente transformable en travail : bien mieux, il abaisse la température !

L'alcoolisme aigu, l'ivresse, diminuent aussi considérablement la résistance au froid qui, de plus, en exagère ou fait apparaître brusquement les effets, en la rendant plus profonde. L'homme ivre tombe et ne se relève plus. C'est ce qui arriva à nombre de malheureux soldats affamés qui, à Korvo et à Wilna, pillèrent les magasins de vivres et d'eau-de-vie.

Les officiers doivent donc, à l'occasion, se rappeler qu'il est faux d'attribuer à l'alcool la propriété de combattre le froid, mais qu'il a, au contraire, une action tout opposée.

ACCIDENTS ET MALADIES CAUSÉS PAR LE FROID
PREMIERS SECOURS

Avant d'aborder la description des secours qu'ils réclament, il convient d'exposer aussi brièvement que possible quels sont, au point de vue médical, les différents degrés des accidents causés par le froid.

Accidents locaux.

Froidures. — Examinons tout d'abord les accidents locaux qui sont plus généralement désignés sous le nom de *froidures* locales, et auxquelles on reconnaît trois degrés.

Le premier degré, dit aussi de *rubéfaction*, se caractérise par une rougeur vive de la peau, allant jusqu'à la teinte vineuse. La circulation se faisant mal, les tissus sous-cutanés ne tardent pas à s'infiltrer de sérosité, à se tuméfier. Si on expose cette partie du tégument à l'action de la chaleur du lit ou d'un foyer, la peau jusque là engourdie devient le siège de picotements, de démangeaisons intolérables.

Il est facile de reconnaître à cette description ce qu'on appelle des *engelures*, si tenaces chez quelques-uns, surtout chez les individus à tempérament lymphatique. Je n'ai pas besoin de dire que les engelures siègent presque toujours sur les doigts, les orteils, et quelquefois les oreilles ou le nez. Elles se développent surtout chez les gens qui, venus du dehors, exposent leurs pieds ou leurs mains, sans transition et brusquement, à la chaleur du feu.

Le meilleur traitement des engelures consiste à combattre la congestion de la peau à l'aide de lotions légèrement excitantes, faites par exemple avec du vin chaud, de l'eau-de-vie camphrée, — et à recouvrir ensuite les plaques rouges avec une pommade alunée à 1/15. La teinture d'iode réussit bien aussi. Si les démangeaisons sont intenses, les préparations camphrées donnent de bons résultats.

Au deuxième degré, ou de *vésication*, on voit apparaître les ulcérations de la peau. Celles-ci surviennent d'emblée, après une phlyctène remplie de sérosité, ou bien, dans la forme chronique, il se forme sur la peau infiltrée des crevasses étroites et suintantes. Ce sont les *engelures ulcérées* qu'il faut traiter, après antisepsie parfaite, par des substances les mettant à l'abri de l'air, telles que la vaseline phéniquée ou sublimée, et surtout l'emplâtre de Vigo ou tout autre emplâtre occlusif.

Au troisième degré, le derme tout entier et quelquefois les parties sous-jacentes sont frappés de mort. La peau est livide, plaquée de phlyctènes ou d'eschares sèches et presque noires. C'est la *gangrène*, et peut-être la mort consécutive. Les accidents de ce degré ont une telle gravité que c'est au médecin que l'on doit laisser le soin de choisir la thérapeutique utile. On doit faire tout son possible pour éviter au malade une réaction inflammatoire trop intense ; pour cela : pratiquer des frictions avec de la neige ou de l'eau glacée, et avoir bien soin d'éloigner du moindre foyer le gelé auquel on veut sauver la partie frappée par le froid.

Accidents généraux.

Gelures. — J'ai déjà esquissé, au début de ce travail, les signes particuliers auxquels il serait facile de reconnaître qu'un homme est sous le coup d'une gelure générale. Les accidents se succèdent invariablement dans un ordre bien déterminé qui peut permettre de prévenir le danger.

C'est d'abord une décoloration excessive de la face, puis la lividité ; des troubles visuels, des vertiges, qui sont souvent la cause de la chute des soldats. Bientôt la sensibilité disparaît, en commençant par les extrémités. Les muscles de l'avant-bras, de la nuque, se raidissent ; puis les intercostaux, les muscles de la mâchoire.

La tendance au sommeil ne tarde pas à envahir le malade ; s'il s'y laisse aller, ce sommeil n'est que le prélude de la mort.

Ce sont là les symptômes de l'asphyxie directe, de l'asphyxie lente. Mais quelquefois les hommes qui ont été soumis à l'action d'un froid intense et qui sont amenés ou se placent tout seuls devant un feu de bivouac, peuvent être frappés de mort subite, par asphyxie indirecte.

Dans les deux cas, l'intervention des officiers sera la même, et elle ne sera efficace que s'ils se soumettent *strictement* aux règles que je vais établir, et aux deux conseils qui suivent.

L'asphyxie par le froid est une de celles qui exigent la plus grande précaution dans la mise en œuvre des moyens employés pour la combattre, et notamment dans le réchauffement lent et progressif du malade; — à ce prix, c'est aussi celle qui laisse le plus de chances de succès, même après plusieurs heures de mort apparente, quelquefois après douze ou quinze heures. On doit donc essayer de ranimer un asphyxié par le froid pendant trois et quelquefois quatre heures avant de se décourager.

Voici quelle est la succession des divers temps de l'opération, qui sont d'ailleurs officiellement réglés par l'instruction ministérielle du 19 février 1878, et qui ont pour but d'arriver au rétablissement graduel de la chaleur du malade :

1. — Porter le plus promptement possible l'asphyxié par le froid de l'endroit où il a été trouvé au lieu où il devra recevoir des secours; pendant ce trajet, on enveloppe le corps de couvertures, de paille, de foin, en laissant la face libre.

2. — Le local abrité dans lequel le malade est déposé ne doit pas avoir une température supérieure à celle de l'air extérieur; c'est dire suffisamment qu'il ne doit pas y avoir de feu, et que même que les fenêtres doivent être ouvertes.

Dans quelques localités on a l'habitude de mettre les asphyxiés par le froid dans un tas de fumier : cette pratique est extrêmement dangereuse sous le double rapport de la chaleur produite et de l'acide carbonique dégagé par le fumier.

3. — Le malade doit être laissé dans l'attitude dans laquelle on l'a trouvé. Il ne faut pas chercher à l'étendre ni à le redresser, de peur d'amener une fracture. Par conséquent, il faudra prendre les plus grandes précautions pour le déshabiller.

4. — Une fois complètement nu, le malade sera placé entièrement dans la neige, ou dans une baignoire conte-

nant de l'eau additionnée de glaçons. Pendant ce temps, on le frictionne légèrement.

5. — Une fois retiré de ce bain glacé, le corps sera enveloppé de linges simplement froids, et frictionné avec de la neige, qu'on remplacera peu à peu par de l'eau modérément attiédie, en dirigeant les frictions du creux de l'estomac, comme centre; vers les extrémités.

6. — Quand le corps est dégelé la souplesse revient aux membres; le malade commence à se réchauffer; il faut alors l'essuyer avec soin, le mettre au lit, le couvrir légèrement, fermer les fenêtres. C'est dans cette situation qu'on attend le retour de la chaleur naturelle avant de faire du feu.

7. — Quand le malade peut avaler, on lui fait prendre quelques gorgées de thé ou de café à peine tièdes, additionnées d'un peu de rhum ou d'eau-de-vie. A dose médicamenteuse, l'alcool, dont j'ai dit le danger, est en effet un stimulant énergique.

8. — Si l'engourdissement persistait, il faudrait pratiquer la respiration artificielle; s'il y avait imminence de congestion cérébrale, il faudrait réagir sur l'intestin en administrant un lavement d'eau salée, à raison d'une bonne cuillerée de sel pour 1/2 litre d'eau.

Dans les cas extrêmes enfin, où les signes de congestion sont des plus nets, où la face est violette, les veines saillantes, il faut pratiquer une légère saignée : mais nous entrons ici dans le domaine purement médical, et je m'arrête.

Il est facile de comprendre que si les préceptes que je viens d'exposer sont ceux que l'on doit appliquer aux cas extrêmes, il y aura lieu d'apporter des tempéraments à la règle précise pour les cas de moindre gravité ou pour les congélations partielles. On doit ne se souvenir que d'une chose : la réaction doit être faite par le corps lui-même; les efforts des sauveteurs ne doivent tendre qu'à l'y aider, et il faut fuir le feu, qui est l'ennemi acharné : son action ne pardonne pas.

Maladies causées par le froid.

Le froid n'agit pas seulement directement sur nous pour amener les froidures et les gelures dont je viens de parler. Il est la cause déterminante occasionnelle de nombre de maladies, telles que les bronchites, les angines, la pleurésie et les affections rhumatismales, qu'on étudie, en médecine d'armée, sous le nom de maladies de la saison froide. Je me contente de les signaler en passant, et j'arrive au récit de quelques exemples de l'action du froid sur les troupes — exemples récoltés dans l'histoire militaire.

DES GELURES ET DES FROIDURES DANS LES ARMÉES

On a de tout temps observé des épidémies de congélation et d'asphyxie par le froid sévissant sur les armées opérant pendant l'hiver dans les climats tempérés. Elles sont dues, dans la majorité des cas, à des conditions spéciales de réceptivité de l'organisme, créées le plus souvent par l'encombrement, la mauvaise nourriture et les fatigues antérieures.

Les campagnes d'hiver sont en effet particulièrement pénibles, même quand toutes les ressources administratives sont mises en jeu pour donner des suppléments de vêtements ou d'alimentation. Inutile d'insister sur les résultats pénibles auxquels on s'expose quand ces conditions de bien-être relatif ne sont pas satisfaites.

Des épidémies de gelures ont été notées aussi bien dans les armées anciennes que dans les modernes.

Retraite des Dix-Mille. — La première a été observée par Xénophon, lors de la retraite des Dix-Mille, où l'action d'un vent violent du nord, chargé de neige, décima l'armée grecque après le passage de l'Euphrate.

Armées romaines. — On les a signalées dans les expéditions romaines dans les Gaules.

Siège de Nancy (1476); *siège de Metz* (1552). — Au siège de Nancy en 1476 par le duc de Bourgogne, 400 hommes périrent dans la nuit de Noël : c'est ainsi que mourut Charles le Téméraire. Ambroise Paré a surtout observé les congélations au passage des Alpes en 1537, ou pendant le siège de Metz en 1552 dans l'armée de Charles-Quint : celle-ci se trouvait dans des conditions de misères identiques à celles qu'eut à subir notre armée en Crimée.

Guerre de Suède : Charles XII (1713). — Dans les armées étrangères, la guerre de Suède et de Russie en a fourni de nombreux exemples : notamment en 1709 après la bataille de Pultawa. En 1718, l'armée suédoise perdait par le froid 7.000 hommes au siège de Friederikstahl.

Bohême (1742). — L'armée du maréchal de Belle-Isle perdit en l'espace de 10 jours plus de 400 hommes au passage des défilés de la Bohême en 1742.

Campagne de Russie (1812). — Je passe des faits de moindre importance constatés pendant les guerres du 1er Empire pour ne rappeler que la retraite de Russie, dans laquelle la Grande Armée, qui comprenait plus de 400.000 hommes au début de la campagne, n'en comptait plus que 3.000 à son arrivée en Prusse.

Il faut lire la description qu'en a laissée Larrey, ou les mémoires du général Marbot, pour bien se faire une idée des souffrances sans nom, des misères sans exemple qu'eurent à supporter les soldats comme les chefs.

Toutes les conditions d'aggravation du froid que j'énonçais tout à l'heure s'étaient réunies pour faire fondre cette magnifique armée : un froid très vif, le manque de vivres, l'affaiblissement consécutif à la disette et aux fatigues. Sous l'influence de ces causes multiples une troupe, si bonne soit-elle, ne tarde pas à se désorganiser : elle n'offre plus à l'ennemi qu'une résistance illusoire; la démoralisation arrive, c'est la fin !

Retraite de Bou-Thaleb (1846). — Il n'y a pas que dans les pays froids ou dans nos contrées que les épidémies de gelures puissent revêtir un caractère d'acuité aussi remarquable. L'armée d'Afrique a été éprouvée souvent par des événements de ce genre, — comme pendant la retraite de Constantine en 1836; aux environs de Bougie en 1851. Je citerai surtout la retraite de Bou-Thaleb en 1846. Une colonne de 2.800 hommes, déjà frappés par la fièvre ou la dysenterie, rentrait à Sétif sous les ordres du général Levasseur après une expédition de 3 mois. Arrivée le 2 janvier à 80 kilom. de Sétif, elle fut surprise par une tempête de neige. Le thermomètre marquait seulement — 2°; mais il fut impossible de faire la soupe; les hommes éreintés, le ventre vide, passèrent la nuit sans abri. La colonne se remit en route le lendemain pour arriver à Sétif le 4. Elle avait semé le long des chemins, en quarante-huit heures, 208 morts et 1.800 congelés, dont 532 durent être hospitalisés, et fournirent encore 32 décès. Ainsi plus des 2/3 de la colonne avaient été frappés à un degré quelconque, et la mortalité a atteint la proportion de 8 0/0 de l'effectif.

En 1848, le 8 janvier, un détachement de 44 militaires qui conduisait un convoi d'Aumale à Alger fut assailli à Sak-Amaudi par une tempête de neige qui causa la mort de 14 hommes.

Crimée (1854-1855-1856). — En Crimée, sur le plateau dénudé de la Chersonèse, plateau battu par les vents, notre armée devait devenir une proie facile pour le froid, étant données les conditions hygiéniques déplorables dans lesquelles on la laissa et les maladies infectieuses qui la décimaient.

Le chiffre des congélations atteignit le nombre extraordinairement élevé de 5.290, sur un effectif de 310.000 hommes; il en mourut 1.179, chiffre officiel, soit presque 1 sur 5!

Campagne de France (1870-1871). — La campagne d'hiver que nos troupes eurent à continuer en 1870-1871 vit également un nombre considérable de gelures, tant à Paris que dans les armées de la Loire et de l'Est. Le nombre en est inconnu, mais nous avons une base d'appréciation dans le chiffre des hommes qui furent pensionnés pour congélations, et qui est de 289. Or, à la suite de la guerre de Crimée, on n'en avait pensionné que 89 pour le même motif. Prenant la proportion, on peut évaluer à 1.200 environ le nombre des cas de congélations : bien entendu celui des morts reste inconnu.

Guerre turco-russe (1877-1878). — La guerre turco-russe, plus récente, a donné lieu à la publication de documents statistiques très précis, qui vont nous faire voir de façon bien nette avec quel ennemi terrible les troupes ont à compter pendant les campagnes d'hiver.

Dans l'armée russe du *Danube*, le nombre des malades par le froid a été de 13.638, soit 23 °/oo présents. 98 °/oo de ces malades en sont morts.

Les médecins russes attribuent ces gelures nombreuses au climat excessif et aux variations brusques de la température. C'est ainsi que du 25 au 28 septembre 1877, autour de Plewna, il y eut 600 cas de congélation dans les tranchées russes, chez les hommes les plus épuisés.

Après la reddition de Plewna, le froid fut des plus terribles. Le thermomètre descendit à —22° et des tempêtes de neïge continuelles empêchaient la circulation sur les routes. Les prisonniers turcs de l'armée d'Osman-Pacha n'en firent pas moins à pied en quatorze jours la route de Plewna à Bucharest. Malgré les treize hôpitaux de campagne qui étaient échelonnés le long de ce calvaire, le nombre des décès fut considérable.

Pendant la période qui s'étend de décembre 1877 à

février 1878 eut lieu l'héroïque passage des Balkans, par un froid de —25° au sommet des montagnes, au milieu des brouillards, des tourmentes de vent et de neige. Les congélations se manifestèrent dans la proportion de 7 °/oo des présents. Plus de la moitié des cas appartenaient aux gelures du troisième degré.

Les médecins russes ont insisté sur ce fait que les accidents se produisaient aussi avec des températures de —2° à —3° seulement. Ils ont encore rapporté que 97 °/o des cas ont été observés dans les régiments de ligne, dont les hommes étaient dépourvus de bonnes chaussures et de vêtements protecteurs.

Dans l'*armée du Caucase,* les maladies causées par le froid ont été nombreuses et ont atteint la moitié de l'effectif. L'armée opérait dans le pays montagneux où se trouvent Kars, Erzeroum, etc., au milieu des variations brusques de la température. La Turquie d'Asie, avec ses altitudes variant de 2.000 à 2.500 mètres, est d'ailleurs froide et humide.

Les congélations furent observées surtout au moment du passage du Saghanlough et du blocus d'Erzeroum. Elles donnèrent une mortalité de 1 °/oo. Le passage du Saghanlough se fit sans route praticable, au moment de la fonte des neiges, sous des pluies torrentielles coupées par de fortes gelées. Les soldats couchèrent souvent la nuit à la belle étoile, sans tente, sans combustible, sans litière.

Tléta des Douairs (1879). — J'en aurai fini avec cette exposition des congélations dans les armées quand j'aurai cité un dernier fait, remontant à 1879, dont nos soldats de l'armée d'Afrique ont encore été les victimes.

Le 28 mars, une colonne de 750 hommes dont 350 soldats du 4e zouaves, en route d'Aumale sur Laghouat, fut assaillie pendant l'étape de Souaki, au lieu dit « Tléta des Douairs », par une tourmente de pluie et de neige fondue des plus violentes. Il ne faisait pas très froid, car la température ne s'est pas abaissée au-dessous de 0°, mais les hommes, fatigués par une marche faite dans de telles conditions, ne purent rien manger en route, les pains qui étaient sur les sacs ayant été détrempés par la pluie. Comme les hommes étaient partis le matin sans avoir pu faire le café, la faim se joignit au froid et à la fatigue pour amener une catastrophe qui coûta la vie à 19 zouaves.

Ainsi, dans tous les cas que je viens de rappeler, ce n'est jamais le froid seul qui a été la cause exclusive des accidents. Il en a été la cause déterminante, mais il eût été impuissant sans l'intervention d'autres facteurs que l'hygiène prophylactique doit nous permettre de combattre utilement.

HYGIÈNE PROPHYLACTIQUE

De quels moyens disposons-nous? quelles sont les précautions dont il faut s'entourer? C'est ce dont nous allons nous occuper maintenant, en examinant les diverses circonstances de la vie militaire pendant lesquelles les hommes peuvent être soumis à l'action du froid ou d'un refroidissement; à chacun de ces cas, que la troupe soit en station, en marche, en campagne, nous nous souviendrons que notre action doit avoir un triple but :

Activer la nutrition;

S'opposer à la perte de chaleur animale;

Lutter contre les circonstances aggravantes du froid.

Mesures générales.

ALIMENTATION. — En dehors du mouvement il n'est qu'un élément, pour activer la nutrition, c'est l'alimentation. Celle-ci en hiver doit être abondante, et d'autant plus composée de corps gras, substances calorigènes puissantes, que le froid sera plus vif.

C'est grâce à une alimentation presque exclusivement grasse, et très abondante, que les peuples du nord, les Esquimaux, peuvent arriver à vivre dans leurs climats glacials.

Nous avons vu par des exemples que la disette, que la faim, avaient été la cause efficiente la plus certaine dans l'apparition des épidémies de congélation qui avaient frappé les troupes. Il est permis d'affirmer que nos soldats mieux nourris auraient parfaitement résisté devant Sébastopol. Il y aura lieu de s'en souvenir, surtout quand les opérations de guerre exigeront en hiver, que les hommes soient campés sous la tente, comme dans les investissements de place, ou dans les sièges.

VÊTEMENTS. — Pour nous opposer à la perte de chaleur animale par rayonnement, nous portons des *vêtements.*

Il résulte des expériences du professeur Coulier que ceux d'hiver doivent être faits avec des tissus de laine, et de couleur foncée, noir, bleu, ou gris, afin de permettre le réchauffement par les rayons solaires.

Capote. — La fermeture de la capote à deux rangs de boutons donne une épaisseur double au niveau de l'abdomen et de la poitrine; elle est donc avantageuse, puisque ainsi elle protège mieux ces deux régions qui ont besoin d'être soustraites à l'action des refroidissements en été aussi bien qu'en hiver.

Capuchon. — Pendant cette saison, il serait désirable que les hommes soient pourvus d'un capuchon comme en ont les officiers.

Ce vêtement supplémentaire est un appendice d'une réelle utilité : relevé, le capuchon protège bien la nuque, les oreilles, et même une partie de la face.

En Crimée, nos soldats portaient une sorte de manteau qualifié de « criméenne »; il était muni d'un capuchon. Actuellement pour les troupes, et en dehors de celles d'Afrique, il n'y a plus de capuchons qu'aux capotes des sentinelles.

En 1864, pendant la campagne du Danemark, comme pendant la guerre de 1870, les Allemands firent usage d'un capuchon spécial adapté au collet de la capote et de forme telle qu'il pouvait se loger en dessous du casque.

Cette espèce de passe-montagne, d'une efficacité réelle contre le froid, présente le grand inconvénient d'apporter un obstacle à la faculté auditive qui doit être intacte pour les sentinelles, surtout pour celles qui sont en avant des grand'gardes.

Gants. — Les extrémités, si sujettes à se refroidir rapidement, ont besoin de protection plus encore que le reste du corps. C'est donc une sage précaution réglementaire que de munir chaque homme d'une paire de gants de laine. Mais pour que les soldats en retirent tout le bénéfice voulu, il faut les autoriser à les porter à l'exercice par le grand froid.

Sans cela on ne voit pas bien quels sont les avantages que peuvent leur procurer ces vêtements supplémentaires.

Sabots. — Les exercices, les marches s'opposent à l'adoption d'une chaussure en bois, comme les sabots, qui seuls opposent au froid humide une barrière infranchissable. Mais les hommes qui en temps de paix sont appelés à stationner, les sentinelles par exemple, devraient être pourvus d'une paire de ces chaussures réellement hygiéniques. Une circulaire ministérielle récente vient d'autoriser les corps à doter leurs hommes de galoches avec chaussons : sage et utile mesure qu'il y a intérêt à appliquer le plus largement possible.

Chaussures. — Les chaussures réglementaires en cuir doivent être en hiver l'objet d'une attention soutenue. Elles ne doivent exercer en aucun point la moindre compression : cela s'explique facilement, car la compression en diminuant la vitalité du membre le rend plus apte à subir les outrages du froid. Aussi les chaussures doivent être mises à sécher loin du feu, quand on les retire mouillées, et il est nécessaire de les graisser à fond pour conserver au cuir sa souplesse indispensable (1).

Troupes en station en temps de paix.

En temps de paix, en station, à l'intérieur, il est assez facile de protéger efficacement les hommes contre les atteintes d'un froid trop vif. Il est cependant quelques petites précautions qu'il est sage de prendre.

Cheveux. — Tout d'abord on sera moins exigeant sur la coupe des cheveux, qui ne devront pas être taillés trop près, surtout à la région de la nuque.

Soins de propreté. — Le froid ne devra pas empêcher les hommes de se laver les mains, qui, en cas de gerçures superficielles, seront facilement guéries par l'emploi de la glycérine ordinaire en frictions.

Exercices. — Par un temps humide et froid, quand le sol sera couvert de neige et surtout de neige fondante, il sera sage d'éviter les exercices en armes à l'extérieur. On peut prendre comme base d'appréciation l'indication thermométrique d'une température inférieure ou égale à —4°.

Si le sol est sec au contraire, et l'air calme, les hommes pourront parfaitement être exercés jusqu'à —9° ou —10° ; s'il y avait du vent, il ne faudrait pas dépasser —5° ou 6°. Bien entendu, dans tous les cas, les hommes ne seront pas exercés au maniement d'armes : ils devront marcher ou faire du pas gymnastique. Ces exercices seront faits avec le brodequin, et on veillera à ce que les hommes mettent leurs souliers de repos aussitôt rentrés dans la chambre.

---

(1) Voir pour l'entretien des chaussures notre article « *La chaussure du fantassin* » qui a été publié dans la *Revue d'infanterie*, nos 108, 109, 110 et 111, Tomes 18 et 19 (1895-96).

Sentinelles. — Les sentinelles, par leur long piétinement sur place, sont plus exposées que d'autres aux accidents causés par le froid.

Le terrain sur lequel elles peuvent marcher sera déblayé de la neige, recouvert de graviers ou de mâchefer, et on les autorisera à porter des sabots par-dessus leurs souliers. Avant la faction et après, il serait bien de faire prendre aux hommes de garde une boisson aromatique chaude. Les sentinelles devront être relevées souvent, en proportionnant la durée de la faction à l'intensité du froid.

Enfin on recommandera de la façon la plus formelle aux hommes devant prendre la garde de ne pas rester stationnaires pendant la durée de leur faction, mais bien de marcher au pas accéléré; ils seront bien prévenus des dangers du sommeil et de l'alcool, et il leur sera défendu expressément de se rapprocher trop rapidement du feu après leur relève : un passage trop brusque du froid au chaud pouvant devenir funeste.

Punitions. — Les hommes punis de prison ne devront être exercés au peloton de punition en plein air pendant l'hiver, que par un temps sec. Cette partie de la punition pourrait, dans les autres cas, être faite dans un local clos. Si la température est trop rigoureuse, il sera sage de suspendre momentanément les punitions de prison. En tout cas, il faut augmenter les moyens de réchauffement dans les locaux disciplinaires, à l'aide de couvertures supplémentaires, et veiller à ce que les hommes n'y soient conduits qu'avec des effets absolument secs. (Voir à ce sujet la modification apportée en décembre 1896, à l'article 316 du *Service intérieur*.)

Nous avons vu que l'ivresse, même peu intense, était, en hiver, un adjuvant terrible à l'action du froid, suffisante quelquefois pour amener rapidement la mort. Donc, par les températures rigoureuses, il faut éviter de mettre les hommes ivres à la salle de police, sous peine de leur faire courir un danger réel.

Chauffage des chambres. — Le chauffage des chambres est actuellement régi par le règlement du 15 janvier 1890. Il permet d'utiliser pendant les grands froids les économies de combustible qu'on a pu faire.

Les feux des chambres devront être poussés modérément, dit avec raison l'article 355 du *Service intérieur,* car la température intérieure des locaux habités en commun ne doit pas dépasser 15 à 16°. Les hommes devront éviter de se grouper autour d'un poêle rougi, et ils seront prévenus des dangers que j'ai rappelés en parlant des sentinelles. Quand les hommes sont à l'exercice, et quelle que soit la température extérieure, les fenêtres doivent être ouvertes au moins d'un côté, de celui opposé au vent, afin d'assurer une large ventilation.

Troupes en marche. — Pendant l'hiver.

La saison froide, sans excès, n'est pas défavorable à la marche. Mais une température très basse, la pluie ou la neige tombante, la marche dans la neige non durcie et fondante ont amené des accidents, même en Algérie; j'en ai cité deux exemples.

Les marches d'hiver, en temps de paix, bien entendu, doivent se faire au milieu du jour.

Dans tous les cas, qu'on fasse des marches-manœuvres, des changements de garnison, ou qu'on soit en campagne, les règles hygiéniques suivantes sont les mêmes :

Précautions à prendre avant le départ. — Avant le départ, les hommes devront faire un repas copieux, composé d'aliments riches en principes carbonés et surtout en graisse; si on est en campagne ou en route, les rations de viande, de sucre et de café, seront doublées ou notablement augmentées. — On pourra, au besoin, faire distribuer du tabac aux hommes, qui devront prendre au moment du départ un quart de café chaud.

Si le temps est bien froid, il serait utile de faire graisser la peau du visage et des mains, pour les mettre à l'abri, ainsi d'ailleurs que le font les peuples septentrionaux.

L'officier commandant la colonne fera, par la voie de l'ordre, des recommandations sur les précautions à prendre pour prévenir les congélations, en insistant surtout sur les dangers qu'il y a à s'arrêter isolément, à s'asseoir, à s'approcher trop tôt d'un foyer allumé, et en invitant les hommes à se surveiller mutuellement pendant la marche. Les hommes qui commencent à se congeler ne le sentent pas, en effet : les parties atteintes, en général la face, prennent rapidement une couleur d'un blanc mat, qui devra attirer l'attention des voisins immédiats; l'homme qui se trouve sous le coup d'une gelure pourra recevoir de prompts secours et échapper ainsi à une congélation générale qui commençait.

Si la colonne est suivie d'une voiture de cantinière, celle-là ne devra pas contenir d'alcool, sous quelque forme que ce soit, sinon sous celle de vin. Elle sera pourvue d'aliments, de charcuterie surtout.

Précautions pendant la marche. — Les marches d'hiver doivent être enlevées, quitte à rapprocher les poses.

Si la troupe partie par un temps calme est assaillie brusquement en route par un abaissement de la température ou une tempête de neige, le chef de la colonne devra faire serrer les rangs de sa troupe et veiller à ce qu'il ne se produise pas d'allongement : tout homme qui reste en arrière court grand danger de ne plus rejoindre le rang.

Si la couche de neige qui couvre le sol est épaisse, la marche n'aura lieu que dans les cas d'absolue nécessité de route ou de guerre.

Dans ces cas, pour faciliter le passage, il est recommandé de faire précéder la colonne par un troupeau de bœufs, qui ouvrira la route et tassera la neige; quelques hommes munis de pelles et de pioches accompagneront le troupeau pour parfaire l'ouvrage. A défaut, les hommes de tête, qui enfoncent quelquefois jusqu'aux genoux et se fatiguent beaucoup, seront relevés par section tous les quarts d'heure, et passeront en queue de la colonne. (*Armées en campagne*, art. 64.)

En continuant l'hypothèse d'une marche obligatoire, il peut arriver que l'étape soit longue à parcourir dans de mauvaises conditions. C'est à l'officier qu'il appartiendra d'employer tous les moyens possibles pour soutenir l'énergie de ses hommes. La première chose est de bien leur faire connaître la distance exacte qui reste à parcourir pour arriver au gîte. Dans le désastre du Tléta des Douairs, l'ignorance des hommes au sujet du chemin qui leur restait à faire a été pour beaucoup dans la mort de ceux qui sont restés en arrière, se croyant à 1 kilomètre du bivouac alors qu'ils en étaient encore à 9 kilomètres.

Malgré toutes les précautions, il y aura des hommes saisis par le froid. Si leurs plus proches camarades observent bien les recommandations faites avant le départ, ils les signaleront avant qu'ils ne tombent. Il faudra placer ces malades dans une voiture, entourés de couvertures, et se hâter de leur faire prendre soit du café alcoolisé, soit simplement de l'eau aiguisée d'un peu d'eau-de-vie, et de les faire manger quoi que ce soit. On est certain, par l'emploi de ces petits moyens, de n'avoir pas à en employer de plus longs, et de pouvoir rendre au rang dès le lendemain matin des hommes redevenus valides.

Haltes. — C'est surtout pendant les pauses, les haltes, que se montrent les congélations. Elles devront donc être très courtes; d'autant plus courtes que le temps sera plus mauvais. On pourra même en supprimer quelques-unes.

On devra éviter de les faire dans les endroits trop aérés, comme le sommet d'une colline, la table d'un plateau, et d'exposer ainsi les hommes à l'action d'un vent froid. Il faut, dans ces cas, s'arrêter à une faible distance du sommet ou du rebord du plateau.

On empêchera les hommes de s'asseoir sur la terre mouillée ou sur des pierres gelées; ils devront se contenter de s'arc-bouter sur leur fusil appuyé obliquement par la crosse sur le sol. Il serait même préférable de mettre sac à terre et de faire des mouvements sur place. Défense expresse leur sera faite enfin de boire de l'eau glacée ou de l'eau-de-vie pure, et s'il existe dans le voisinage quelque maison habitée, on veillera avec soin à ce que les hommes n'y entrent pas pour s'y chauffer au feu.

Autant que possible dans les marches d'hiver il ne faut pas faire de grand'halte.

Quand la distance à parcourir est trop grande, on s'arrête alors, mais le temps strictement nécessaire pour manger, et on se remet en marche aussitôt après.

Précautions à l'arrivée. — Quand la troupe rentre d'une marche faite sous la pluie ou la neige, et qu'elle arrive au gîte, que ce soit à la caserne ou au cantonnement, il faut inviter les hommes à se changer rapidement de linge, toutes portes et fenêtres closes. Si, pour une raison quelconque, ce changement ne peut pas se faire, les hommes éviteront avec soin de se dévêtir et se gareront des courants d'air.

Toutes les mesures devront être prises d'avance pour qu'un repas chaud soit prêt le plus tôt possible après l'arrivée.

Si sa préparation exigeait un peu de temps, les hommes feraient tout d'abord le café. Les feux allumés pour la cuisine seront gardés par des sentinelles qui devront empêcher les hommes de venir y chauffer leurs membres engourdis.

Troupes au bivouac.

L'installation au bivouac est une si fâcheuse nécessité du service en campagne qu'on ne l'emploie que lorsque les circonstances l'exigent absolument. Il peut être dangereux en hiver dans nos pays, aussi bien qu'en Algérie, où il est de règle dans tous les mouvements de troupe.

Même en été le bivouac est funeste quand des nuits très froides succèdent à des jours particulièrement chauds, comme Desgenettes l'a observé en Egypte et Larrey en Russie. Le sol se couvre de rosée à l'approche du matin, et le refroidissement qui en résulte est tel que l'on voit bientôt apparaître les entérites, la dysenterie, ce fléau des armées.

Malgré tout, il est impossible de repousser le bivouac; mais à tout prix, la même troupe ne devra pas se trouver dans une semblable situation pendant plus de deux à trois jours.

Abri. — Le terrain de bivouac devra être choisi aussi abrité du vent que possible, sur la lisière d'un village ou d'un bois.

Les nuits passées à la belle étoile sont d'autant plus dangereuses que le ciel est plus pur et que par conséquent le rayonnement nocturne est plus grand, ou encore que la pluie ou la neige tombent avec plus de persistance.

Il faut donc interposer un écran entre l'espace céleste et les corps des hommes. Le plus simple, le plus rapide à établir est celui qu'on désigne sous le nom d'*abri* de bivouac et qui consiste en une cloison faite de menus branchages ou de paille, les épis dirigés en bas, cloison qu'on appuie sur une traverse soutenue par deux perches fourchues de 1^{m},50, enfoncées en terre.

En groupant plusieurs de ces cloisons disposées en rond suivant la circonférence d'un cercle de 5 mètres de rayon, on peut faire un abri pour 50 hommes, bien protégé du vent, et au centre duquel il est loisible d'installer un foyer dans un trou creusé à cet effet.

Quand il est impossible, faute de matériaux, d'installer de ces abris de bivouac, comme il est de toute nécessité d'avoir le haut du corps protégé, y compris le ventre, on peut employer une installation de fortune faite avec quatre fusils en faisceaux, à crosses très écartées. Un manteau est jeté dessus, dont les pans sont tenus écartés au moyen de bouts de ficelle et de menus branchages tenant lieu de piquets. Une couverture est étalée sur le sol, et quatre hommes enroulés dans trois couvertures peuvent trouver de cette façon un abri suffisant pour une nuit.

Couchage. — Comme il est absolument impossible de laisser des hommes se coucher à même le sol gelé ou mouillé, il faut interposer ce que l'on peut trouver sur place, tel que de la paille que l'on étale bien, ou des herbes sèches, de la mousse, du foin, des feuilles sèches, etc.; mais il faut éviter l'emploi des plantes aromatiques ou des joncs.

Si le sol est trop détrempé, on le recouvre de planches, ou, à défaut, de claies que l'on construit à l'aide de branchages. Sur celles-ci on étale la paille ou les herbes ramassées.

Feux. — Il est indispensable, pendant la nuit, de garantir plus complètement les hommes contre le froid en installant des feux de bivouac, au moins quand le voisinage de l'ennemi le permet. Mais alors il ne faut pas laisser les soldats libres d'agir à leur guise, car les feux seront insuffisants : dans des cas de ce genre, on voit des soldats engourdis auprès d'un grand feu se réveiller avec des brûlures d'un côté, tandis que d'autres parties du corps, les orteils en particulier, sont congelés.

C'est pour cela qu'en disposant les abris sur la circonférence d'un cercle, comme je le disais tout à l'heure, le feu sera central, et les hommes couchés lui exposeront la plante de leurs pieds, seules parties du corps qui aient réellement besoin d'être réchauffées ainsi pendant la nuit. J'ai dit la plante des pieds : c'est qu'en effet les hommes doivent se déchausser pendant la nuit, surtout quand les chaussures sont mouillées, pour éviter des congélations qui ne tarderaient pas à se produire.

Dans les guerres de siège, quand les abris de bivouac sont appelés à servir longtemps, on peut les perfectionner en aménageant le sol pour le rendre plus perméable à l'eau, en installant des claies de couchage mieux isolées du sol et un foyer central emmagasinant mieux la chaleur.

En résumé, de l'étude qui vient d'être faite de l'action du froid, il doit ressortir, pour le lecteur, ce point bien clair, cette vérité dont il doit être pénétré, qu'on ne meurt pas de froid lorqu'on peut réagir, et que l'on ne réagit que lorsque la nutrition donne ou rend à l'organisme les forces nécessaires.

CHAPITRE III

De la chaleur.

ACTION DE LA CHALEUR SUR L'ORGANISME

Dans les climats chauds, ou en été, notre organisme lutte contre l'influence thermique extérieure. La transpiration s'exagère et le travail de l'appareil respiratoire diminue : le foie enfin joue un rôle d'arrêt considérable à l'égard des déchets organiques.

Si par une température élevée, l'homme est soumis à un travail musculaire exagéré, sa chaleur animale subissant peu à peu un accroissement assez considérable, il arrivera un moment où le corps et l'atmosphère ambiante seront presque en équilibre de température. A ce moment, l'émission de la chaleur propre par rayonnement sera faible ou nulle, par conséquent la réceptivité pour le calorique extérieur sera augmentée.

Quand à ces causes viendra s'ajouter la diminution de l'évaporation de la sueur, la soif n'étant pas satisfaite, le danger sera imminent. Nous allons voir quel il est.

Mais auparavant, je désire, revenant un peu en arrière, dire quelques mots du rôle important de la *sueur*.

C'est elle seule, presque exclusivement, qui est la vraie cause de la résistance opposée par les êtres vivants aux températures élevées et cela par son évaporation à la surface de la peau : on l'a évaluée à environ 1.500 gr. par vingt-quatre heures. Les conditions qui président au phénomène physique de l'évaporation sont assez connues, pour que je n'aie pas besoin d'expliquer ici pourquoi l'homme résiste admirablement à une température très élevée dans un air sec, alors qu'il la supporte avec peine dans un air chargé de vapeurs.

Les officiers, qui ont été en Algérie, se rappellent certainement combien on souffre sur le littoral par des températures de 26°, 28°, tandis que, dans le sud, des températures de 40° sont bien moins pénibles à supporter.

De même, c'est cet état hygrométrique extrême qui rend si pénible le séjour du Tonkin.

La preuve que c'est bien la transpiration qui permet à l'homme de lutter contre les hautes températures, c'est que les chauffeurs ne peuvent résister à bord des navires qu'à la condition de boire de très grandes quantités de liquides.

Les Anglais, qui ont observé depuis longtemps aux Indes la nécessité d'une transpiration normale, n'hésitent pas à renvoyer immédiatement en Europe les sujets qui leur arrivent et dont la peau fonctionne mal : car il est certain que le maintien de ces individus dans la colonie leur ferait courir les plus grands dangers.

Nous allons aborder maintenant l'étude des nombreuses causes adjuvantes qui viennent apporter leur concours à l'action de la chaleur extérieure. Il est de toute nécessité de les connaître si l'on veut faire de la bonne hygiène prophylactique : et celle-ci est du domaine exclusif du commandement.

Causes directes.

Il est incontestable que la *chaleur cosmique* joue le rôle principal dans les accidents dont nous parlerons tout à l'heure. En effet, ils surviennent uniquement pendant la période la plus chaude de l'année, et surtout dans les années très chaudes.

Quoique ceux-ci soient surtout des maladies des pays chauds, ils n'en sont pas moins fréquents en France, principalement dans la région du Midi ; mais leur gravité en est bien réduite, puisque leur mortalité n'est plus guère que de 1 p. 0/0.

La saison dangereuse comprendra donc trois à quatre mois s'étendant du milieu de mai à la mi-septembre.

J'ajoute que dans nos climats tempérés c'est à l'insolation qu'on a le plus souvent affaire, alors que dans les pays chauds, c'est le coup de chaleur qui domine. Cela tient à ce que nous ne prenons pas contre la radiation solaire autant de précautions qu'en prennent les habitants de ces pays.

Nous dirons donc qu'au point de vue de l'apparition des accidents qui nous occupent, le fait le plus certain est celui de l'influence de la *température extérieure.*

Causes indirectes.

A cette cause capitale viennent s'en joindre d'autres qui la favorisent particulièrement.

Celles-ci sont de deux ordres, suivant qu'elles proviennent du monde extérieur, ou qu'elles sont le fait de l'individu lui-même.

A.) **Extérieures.** — Les causes adjuvantes extérieures sont ou *météorologiques* ou *topographiques.*

1° Météorologiques : *Etat hygrométrique.* — Après la chaleur, c'est l'*humidité* excessive de l'air qui semble avoir le plus d'influence sur la production des accidents. Lorsque l'air est saturé de vapeur d'eau, la transpiration se fait mal et ne rafraîchit plus suffisamment le corps (Laveran). Il en est de même quand il n'y a pas de ventilation.

Vents. — L'absence de courants d'air, le *repos de l'air* agit, en effet, par un double mécanisme, en n'entraînant pas l'humidité de l'atmosphère ambiante et en n'enlevant plus à la peau une certaine quantité de calorique.

Les vents ont donc une action préventive salutaire, sauf cependant quand ils soufflent du sud, comme en Algérie, où le siroco contribue pour sa grande part à la surélévation de la température extérieure.

Etat électrique. — Faut-il faire jouer un rôle dans la production de ces accidents à la tension électrique de l'atmosphère? Certains auteurs ne le pensent pas. Je ne suis pas de leur avis, étant donné que c'est surtout pendant les temps orageux qu'on est appelé à voir apparaître des véritables épidémies d'asphyxie. Et chacun sait que dans ces moments-là, l'air ambiant a subi une grande surcharge de fluide négatif, dont l'action est déprimante au suprême degré.

Viciation de l'air. — Enfin, et ceci s'applique presque exclusivement aux colonnes d'infanterie, non seulement l'air est plus raréfié par le fait de la chaleur, et par conséquent renferme moins d'oxygène, mais encore cet air est vicié par les émanations de tous les corps en sueur qui composent la colonne et par la poussière soulevée par les pieds des hommes. Les rangs serrés emprisonnent entre eux cette couche atmosphérique qui ne peut se renouveler que sur les bords de cette colonne qui s'avance emportant avec elle et cette poussière, et cette chaleur, et ces émanations.

N'y a-t-il pas déjà, dans cela seul, des raisons suffisantes d'asphyxie?

2° TOPOGRAPHIQUES. — La seconde catégorie des circonstances adjuvantes extérieures comprend les causes qu'on peut appeler topographiques et géologiques.

Constitution du sol. — Il est bien évident qu'un sol rocheux, ou crayeux comme celui de notre Champagne, ou même simplement dénudé comme celui des plaines du sud de l'Algérie, devra jouer un rôle important dans l'apparition des accidents dus à la chaleur. Le terrain, dans ces conditions, s'échauffe rapidement au soleil ; rien ne faisant obstacle à la radiation de la chaleur ainsi emmagasinée, il constitue à son tour un foyer de calorique secondaire qui agit de bas en haut et dont l'action s'ajoute à celle du soleil.

Souvent encore, en Algérie, l'incendie des herbes sèches ou de l'alfa des hauts plateaux contribue à porter la température extérieure à un niveau très élevé.

Configuration du sol. — Si nous passons maintenant de la constitution du sol à sa configuration, nous verrons que c'est dans les endroits où l'humidité et l'absence de courants aériens sont à leur maximum que les accidents sont les plus communs.

Or, dans quelles conditions peut-on rencontrer une semblable stagnation de l'atmosphère, sinon dans les gorges profondes, dans certains défilés à direction perpendiculaire à celle du vent habituel de la région? Les faits observés aux Indes et dans l'Atlas algérien sont des plus démonstratifs à cet égard.

C'est par un mécanisme identique que la traversée de la mer Rouge est si dangereuse en été : on y voit à bord des navires de très fréquents accidents dus à la chaleur.

B.) **Individuelles.** — A côté de ces influences extérieures, il en est d'autres qui tiennent à l'individu lui-même, qu'on le considère isolément ou comme faisant partie d'une collectivité. Ce sont celles-là que nous allons examiner.

1° Individu considéré isolément. — Les causes adjuvantes qui ont pour point de départ l'individu lui-même sont sa *constitution;* son degré d'*acclimatement*, au moins pour les pays chauds; la *fatigue*, et avec elle *l'insomnie*, la *dépression morale* et *les abus alcooliques.*

Constitution. — La constitution individuelle joue un rôle certain dans l'apparition des accidents. Il a été de tout temps reconnu que le coup de chaleur frappait de préférence les sujets bien constitués, à musculature puissante (Barclay).

Il en est de même du mode habituel de fonctionnement de la peau : j'en ai parlé à propos de la sueur en rappelant quelle importance les Anglais lui attachaient dans leurs colonies tropicales.

Acclimatement. — Dans ces pays, de même qu'en Algérie, l'acclimatement joue également un grand rôle. Il est d'observation courante que ce sont les jeunes soldats qui sont le plus fréquemment insolés. On en a conclu à tort à l'immunité des indigènes, car il est de nombreux cas où la population autochtone est également frappée, qu'il s'agisse de cipayes aux Indes ou de tirailleurs, de spahis en Algérie. Ajoutons toutefois que ces accidents sont rares chez les indigènes parce que leur peau fonctionne très bien et aussi parce qu'ils ne font pas usage de liqueurs alcooliques (Zuber).

Fatigue. — De toutes les causes individuelles, la fatigue est celle qui a la plus grande importance.

J'aurai l'occasion un peu plus loin de signaler son rôle et son mode d'action dans l'apparition des accidents d'asphyxie par la chaleur. La preuve que ce rôle est bien celui d'un facteur principal, c'est que les accidents dont il s'agit ne deviennent imminents que lorsque les hommes ont dépassé la limite de ce que les moins vigoureux d'entre eux pouvaient donner ; et enfin c'est que ces accidents sont l'apanage des grandes manœuvres, ou des longues marches.

Alcoolisme. — Si, à ces causes principales, nous voulons ajouter celles qui ont pour résultat d'affaiblir l'organisme, de détruire l'équilibre dans le fonctionnement du système nerveux, de provoquer par elles-mêmes un commencement de congestion cérébrale, nous n'aurons qu'à citer l'usage abusif des *boissons alcooliques*, soit habituel soit momentané, la *dépression morale*, etc.

Il est bien certain que celui-là sera frappé un des premiers qui se mettra en route, par un jour de chaleur, en remplissant les conditions mauvaises que je viens d'énoncer.

2° Individu dans la collectivité. — Mais l'homme ne doit pas être considéré seulement en tant qu'être humain. Il est soldat aussi, et par cela seul il est exposé de façon plus particulière à l'action nocive de la chaleur; la discipline l'empêche de prendre contre elle certaines précautions qu'il pourrait rechercher s'il n'était pas au service.

Le soldat est donc soumis à des causes adjuvantes spéciales qui tiennent soit à *l'arme* dans laquelle il sert, soit à *l'équipement* ou aux *vêtements* dont il est revêtu, soit enfin à la nature des *exercices* auxquels il doit prendre part.

Arme. — Ce que j'ai dit tout à l'heure au sujet de la viciation de l'air et du défaut de ventilation me permet de ne pas insister pour faire comprendre pourquoi ce sont surtout les *fantassins* qui sont frappés par la chaleur, alors que les accidents sont très rares dans la *cavalerie*. Les cavaliers, en effet, outre qu'ils ont à déployer en marche une activité musculaire beaucoup moins considérable, sont, par le fait même de leur situation à cheval, bien plus éloignés de la surface du sol, par conséquent au-dessus de la couche d'air surchauffé.

La preuve que pour l'infanterie ce sont bien les raisons précédentes qui sont les causes occasionnelles des accidents, c'est que ceux-ci, même aux Indes, n'ont jamais été observés sur des hommes faisant partie de petits groupes, comme l'avant-garde ou l'arrière-garde, et cela parce que les hommes qui en font partie marchent plus librement en rangs plus séparés, plus espacés.

Equipement. — Le fantassin est encore plus fréquemment insolé que le cavalier parce qu'il est plus serré que lui par les courroies du sac, et que, par conséquent, le développement de sa poitrine ne peut s'effectuer aisément ; qu'il a encore, pour augmenter sa peine, le sac sur le dos et le fusil sur l'épaule.

Vêtements. — L'étoffe dont est faite la capote ou la tunique joue encore son rôle aggravant par son épaisseur et sa couleur. Enfin, le port d'une cravate trop serrée ou d'une chemise à col trop étroit et boutonné quand même, en exerçant une constriction énergique autour du cou, constitue une cause adjuvante importante.

Si les cavaliers sont presque exempts des sortes d'accidents qui nous occupent, ils ne le sont pas toujours et c'est en général sur des cuirassiers qu'on en a observé. Leur équipement tout spécial suffit pour les expliquer ; et c'est bien à lui qu'ils doivent être attribués car, dans les mêmes manœuvres, il n'en était pas constaté de cas dans les troupes de cavalerie légère.

Sous le casque, la température est d'ailleurs toujours fort élevée : elle a été trouvée de 50° quand à l'extérieur il n'y avait que 28° ! Les mêmes recherches faites sur des hommes d'infanterie ont donné des températures de 45°, 8 sous le képi et 39° ou 40° dans le sac par une après-midi de printemps (Hiller).

Exercices. — Si c'est pendant les *marches* qu'on observe le plus souvent les accidents dus à la chaleur, encore faut-il que celles-ci aient été longues, qu'elles aient exigé des efforts successifs assez considérables.

Les accidents d'insolation se développent surtout pendant les *revues*, pendant les *cérémonies*, à l'occasion desquelles les soldats équipés sont maintenus plus ou moins longtemps sous l'influence des rayons solaires. En un mot, c'est dans la *station prolongée* qu'on les observe de préférence. Qui n'a pas été témoin dans une revue militaire d'un accident de ce genre ?

Par un exercice modéré, au contraire, les accidents de chaleur sont des plus rares.

Enfin, et ceci peut sembler paradoxal, ils peuvent encore survenir pendant les *haltes*. La raison en est facile à comprendre.

Quand l'homme est débarrassé de son équipement et qu'il est fatigué, il a une tendance toute naturelle à se reposer dans une position couchée, horizontale. Or, dans cette situation, étendu sur une terre surchauffée, le corps tend immédiatement à se mettre en équilibre de température avec le sol, et il acquiert rapidement une chaleur dangereuse. De plus, il se trouve dans l'étage le plus inférieur des couches atmosphériques, par conséquent dans celle qui, la plus chaude, est aussi la plus malsaine. En voilà, assez n'est-ce pas, pour qu'on voie survenir ou s'aggraver des cas d'insolation si les premiers symptômes s'étaient déjà développés.

Habitation. — Le coup de chaleur peut se montrer aussi quand les haltes sont faites à l'ombre, de même que chez les hommes abrités sous la *tente* ou dans un *local* confiné quelconque, de jour ou de nuit.

Le danger de l'encombrement est tel dans des circonstances de ce genre que les Anglais le considèrent comme plus grave que celui qui résulterait d'une déambulation au grand air.

Ils admettent que les sédentaires, qui restent chez eux, sont aussi exposés que ceux qui travaillent en plein soleil (Barclay). Si les uns risquent le coup de chaleur, les autres s'exposent à l'insolation, voilà la seule différence.

ACCIDENTS ET MALADIES CAUSÉS PAR LA CHALEUR

On entend parler à chaque instant, on lit ou on dit soi-même, quand il s'agit d'accidents dus à la chaleur, qu'il y eu insolation, coup de soleil ou coup de chaleur.

Toutes ces expressions qui semblent avoir la même signification sont les étiquettes qu'on accole à des accidents bien différents, quoique similaires. Il est nécessaire que j'essaie de débrouiller pour mes lecteurs cette question si complexe, même pour les médecins, car à chaque forme spéciale d'accidents correspond une série distincte des premiers soins rationnels, soins que tous doivent être à même de donner.

Je vais le faire de la façon la plus claire : je me garderai bien de montrer, même de loin, la discordance qui existe entre les théories des savants, qui sont d'ailleurs d'équivalente autorité.

Rôle pathogénique de la chaleur.

Les accidents causés par la chaleur peuvent se produire de deux façons :

1° Par l'action directe des rayons solaires agissant sur le corps nu ou sur les parties du corps recouvertes par des vêtements ;

2° En dehors de l'action directe des rayons solaires, par le seul fait de l'élévation de la température.

Je me hâte d'ajouter qu'il est rare que cette élévation suffise à elle seule pour déterminer des accidents ; il est nécessaire que d'autres facteurs interviennent dont l'action va concourir à déterminer ou à augmenter l'impressionnabilité du sujet à l'action du calorique. Nous les avons passés en revue dans un précédent paragraphe.

Les lésions locales provoquées par les rayons solaires tombant sur la peau découverte n'offrent aucun caractère de gravité : il n'en va plus de même des autres accidents, qui sont sévères toujours et mortels trop souvent.

Dans ces cas, la chaleur agit sur l'organisme, soit en troublant les échanges gazeux entre l'air extérieur et le sang, d'où les phénomènes *d'asphyxie* ; soit en arrêtant les mouvements du cœur, d'où la *syncope*; soit enfin en frappant les centres nerveux, d'où les phénomènes de *congestion* cérébrale.

Ces accidents divers sont souvent complexes, mais il y a toujours une des formes qui prédomine et qu'il est facile de reconnaître à l'aide des signes fort simples et très nets que je vais indiquer.

On les a confondus jusqu'à ce jour, et, dans le monde, je le répète, on les confond toujours sous le nom générique indistinctement employé de *coup de soleil*, *insolation*, *coup de chaleur*, quoiqu'ils appartiennent à des classes bien tranchées, tant au point de vue pathologique qu'au point de vue du traitement, le seul qui puisse intéresser des officiers.

Qu'il me soit donc permis de bien leur spécifier par quel nom il appartient de désigner chaque espèce d'accidents déterminés par la chaleur.

Coup de soleil. — Commençons par la plus simple et la plus fréquente, par *l'érythème solaire.* On désigne sous ce nom une brûlure légère et fugace, causée par l'action vive et directe des rayons solaires sur une peau sensible et non accoutumée à leur contact.

Cette petite inflammation locale est plutôt sous la dépendance de la lumière que de la chaleur : et, en fait, on a décrit, depuis l'extension qu'a pris l'éclairage électrique, des cas d'érythème électrique absolument semblables à ceux causés par le soleil. Ce sont les rayons ultra-rouges qui sont les auteurs de ces petits accidents, auxquels on doit réserver, exclusivement, le nom de *coup de soleil.*

Ceci dit, et pour n'y plus revenir, parlons maintenant des autres désordres causés par la chaleur, et qui se produisent le plus souvent sans qu'on trouve la moindre trace de brûlure solaire.

Asphyxie par la chaleur. — Les accidents les plus fréquents observés en France, pendant les marches, sont ceux qui sont amenés par l'*asphyxie* : tel le fait du 91e aux manœuvres de 1891. On observe souvent que, dans ces cas, la chaleur n'a eu qu'une importance secondaire, étant donnée la température extérieure peu élevée par laquelle ils se produisent souvent. C'est qu'alors le facteur principal par sa constance a été le surmenage aigu, la fatigue, dont les effets ont été augmentés par la chaleur, qui agit dans le même sens. Elle diminue la quantité d'oxygène fixée par le sang dans les poumons, alors que celui-ci est surchargé d'acide carbonique par le fait du fonctionnement exagéré du système musculaire.

On ne peut pas dire asphyxie de *surmenage*, quelle que soit l'importance du rôle joué par ce dernier, parce que seul il est impuissant à produire cette asphyxie; parce qu'il faut l'intervention de la chaleur, et que c'est celle-ci qui est la cause déterminante.

Nous appellerons donc *asphyxie par la chaleur* les cas de ce genre qu'on avait accoutumé de désigner sous les noms de coups de chaleur, à forme cérébro-spinale (Morehead) ou de coup de soleil à forme asphyxique (Lacassagne).

Coup de chaleur. — Par les fortes températures, même à l'ombre, alors qu'on ne peut en rien incriminer la fatigue, on voit éclater assez soudainement des accidents, rares il est vrai s'ils sont graves, qui sont sous la dépendance d'un tout autre processus.

La chaleur élevée agit sur le tissu musculaire pour en détruire sans retour les propriétés vitales en en coagulant le suc (Cl. Bernard). Or, le cœur est un muscle, spécial, il est vrai, mais enfin c'est un muscle. Quand celui-ci vient à être frappé, il s'arrête : il y a *syncope*. Le malade tombe brusquement.

C'est là l'effet du *coup de chaleur* qu'on a désigné aussi sous le nom de coup de soleil à forme syncopale (Lacassagne) ou apoplectique (Blachy) ou cardio-pulmonaire (Zuber).

Insolation. — Nous n'avons plus à examiner qu'une seule espèce d'accidents, facilement reconnaissables par le délire qui, cette fois, domine la scène.

Ceux-là sont sous la dépendance d'une localisation manifeste de l'action nocive de la chaleur sur les centres cérébraux, que la tête soit nue ou couverte d'une coiffure. Il y a congestion méningée, puis cérébrale : c'est l'*insolation* pure, qui offre de nombreux degrés, et qui, malheureusement encore, peut se terminer par la mort ou par le passage à l'état chronique, et alors c'est la folie, et la folie incurable.

Cette insolation s'est appelée, suivant les auteurs, coup de soleil (Lacassagne) ou coup de chaleur.

Je me résume avant de pousser plus loin, afin de bien préciser les noms sous lesquels on devra, le cas échéant, parler des accidents causés par la chaleur.

A l'action toute locale de brûlure, il faut donner le nom de *coup de soleil;* les accidents asphyxiques causés par la chaleur et surtout par la fatigue seront dits *asphyxie par la chaleur*. On appellera *coup de chaleur* les accidents syncopaux survenus par une forte chaleur, même à l'ombre, et enfin il faut réserver le nom d'*insolation* aux cas délirants survenus en plein soleil.

Gale bédouine. — Je ne parle pas des maladies causées par la chaleur : je fais cependant une petite exception pour la *gale bédouine*, cette lésion de la peau si fréquente et si désagréablement ressentie en été. Sous l'influence de la chaleur, la peau fonctionne avec énergie; les pupilles, irritées, s'enflamment, et la surface cutanée se recouvre de petites vésicules de *lichen tropicus*, souvent confluentes, qui s'accompagnent de démangeaisons intolérables. La gale bédouine frappe surtout les hommes vigoureux, à tempérament sanguin; on l'observe principalement sur les épaules, les bras et la poitrine. Les éruptions successives et subintrantes font quelquefois durer la maladie pendant plusieurs semaines.

Description des accidents.

Maintenant que j'ai bien déterminé par leur nom et par leur nature les divers accidents imputables à la chaleur, je vais les décrire pour permettre aux lecteurs de les reconnaître facilement.

Asphyxie par la chaleur. — Par une température qui peut ne pas être élevée, oscillant autour de 25°, le ciel étant plutôt nuageux, le temps orageux et l'air chargé de poussières, vers la fin de manœuvres prolongées ou de longues marches, on voit les côtés de la route se garnir d'hommes qui déclarent ne plus pouvoir avancer. Leur face est *congestionnée, couverte de sueur :* la soif est vive; il y a des éblouissements, des vertiges, du mal de tête et une douleur au creux de l'estomac. Enfin, il n'y a pas *d'envie d'uriner.*

La fatigue augmentant, on voit des hommes tomber un peu plus loin; mais, détail important, ces chutes se font au revers des talus, ou dans les fossés, vers lesquels les malades se dirigeaient.

Chez ceux-là, la face est violacée, la peau humide, visqueuse même; la respiration est lente, le pouls petit et irrégulier; les pupilles dilatées; il y a quelquefois un peu d'écume à la bouche.

La mort peut survenir, surtout en l'absence des secours, mais j'ajoute qu'elle est rare.

Je viens de décrire les accidents que nous connaissons sous le nom d'*asphyxie par la chaleur.*

Coup de chaleur. — Passons au deuxième groupe.

Par les températures élevées, supérieures à 30° à l'ombre, quand l'atmosphère est limpide, lumineuse, alors que les hommes ne sont pas fatigués, on en voit qui, tout à l'heure rouges et couverts de sueur, s'assèchent et pâlissent tout à coup. Un repos à l'ombre va faire dissiper les premiers malaises caractérisés surtout par de l'anxiété précordiale et de *fréquentes envies d'uriner*.

Si l'exposition au soleil persiste, la face devient livide alors que la peau est brûlante ; les pupilles se contractent et le soldat tombe brusquement la tête en avant sur la route ; il n'a pas le loisir de se mettre à l'écart.

La mort arrive fréquemment dans cette forme de *coup de chaleur*.

J'ai dit qu'on l'observait aussi à l'ombre : le séjour dans une atmosphère surchauffée comme celle d'une chambre, d'une tente, d'un endroit où l'air chaud stagne au niveau d'un sol surchauffé (comme dans les chaufferies des bateaux à vapeur), un séjour dans une semblable atmosphère produit des accidents de même nature que ceux que je viens de décrire.

Insolation. — Les désordres du troisième genre ne s'observent qu'en plein soleil. Point n'est besoin, pour les voir apparaître, que la température soit très élevée ; il suffit que l'exposition au soleil ait été prolongée. Dans ces cas, on voit certaines bizarreries de caractère se manifester tout d'abord ; puis l'homme qui est sous le coup d'une *insolation* éprouve une sensation de lourdeur, de chaleur à la tête ; la face se congestionne, les tempes battent, les oreilles bourdonnent, la vue se trouble et l'homme tombe. Bientôt survient une attaque convulsive, à laquelle succède un délire plus ou moins violent et pouvant durer de quelques heures à plusieurs jours.

Les accidents ne se montrent pas toujours immédiatement. De nombreux médecins militaires ont rapporté des cas dans lesquels cette période apoplectique avait fait défaut.

L'homme était rentré avec ses camarades, il avait pris son repas, et ce n'est que dans la soirée que le délire avait fait son apparition, caractérisé surtout par des tentatives de suicide.

Cette forme d'accidents est grave. Outre que la mort survient assez souvent, une maladie chronique peut succéder à l'accident initial : l'aliénation mentale en est le résultat.

Au point du vue militaire, cette forme a des conséquences qui ont une importance capitale, car si elle engendre la folie, elle pousse au suicide et à la mutinerie. Cette considération a été émise il y a longtemps par ceux de nos médecins militaires qui accompagnaient les colonnes expéditionnaires opérant en Algérie à l'époque de la conquête.

Il est, entre autres, un fait d'observation certain, c'est que, en Algérie précisément, c'est surtout quand souffle le siroco que les suicides se multiplient dans les colonnes en marche. (Perrier, Legouest.)

Ainsi nous pouvons nous trouver en présence de trois séries d'accidents :

1. Dans *l'asphyxie par la chaleur*, la face est violette, il y a sueur froide et pas d'envies d'uriner. L'homme tombe sur les côtés de la colonne.

Chaleur modérée, temps orageux, fatigue prononcée.

2. Dans le *coup de chaleur*, la face est blanche, la peau sèche ; il y a de fréquentes envies d'uriner. L'homme tombe à son rang dans la colonne.

Chaleur très élevée, exposition au soleil ou à l'ombre.

3. Enfin, *dans l'insolation*, la chute se fait aussi dans le rang, mais le corps est agité de convulsions, puis survient le délire. Dans ce cas l'exposition prolongée à la radiation solaire est nécessaire, encore que la température ne soit pas très élevée.

LA CHALEUR DANS LES ARMÉES

De tout ce qui précède, il découle naturellement cette conclusion que les plus graves accidents qu'entraîne immédiatement la marche sont ceux qu'occasionne la chaleur, et leur étude constitue un des plus intéressants chapitres de la pathologie militaire.

Depuis que les armées existent, on a eu à lutter contre l'action de la chaleur; aussi l'histoire des accidents qu'elle détermine se confond-elle avec celle des campagnes.

A ce propos, je vais me contenter de citer quelques exemples pris dans l'histoire de notre seule armée.

C'est naturellement en Algérie que les cas ont été nombreux, surtout à l'époque de la conquête.

En 1834, un grand nombre d'hommes appartenant au 13e de ligne furent atteints d'insolation.

En 1838, pendant l'expédition du maréchal Bugeaud sur Oran, en quelques heures, 200 hommes furent frappés, 11 se suicidèrent. Le thermomètre marquait 70° au soleil (Delacour). Ce sont là des cas d'insolation.

En 1843, après la prise de la smala d'Abd el Kader, les Arabes fugitifs succombèrent en grand nombre, de chaleur et de surmenage, par asphyxie cette fois.

En 1859, le 4 juillet, plus de 2.000 hommes de la division d'Autemarre tombèrent dans les rangs. Cette division, forte de 12.500 hommes, se trouvait alors à hauteur de Valeggio, après le passage du Mincio.

Ce n'est pas seulement en campagne qu'on observe ces accidents, c'est aussi en temps de paix, et ceci est plus intéressant pour nous. D'où vient donc que les accidents de chaleur soient plus fréquents dans l'armée que dans la population civile, qui compte cependant, elle aussi, des professions très pénibles, ne comportant pas moins de fatigue que les marches et les corvées extraordinaires du soldat?

La raison en est des plus simples. Je l'emprunte à un maître, le médecin inspecteur Kelsch.

« C'est que l'ouvrier ralentit ou accélère son travail à son gré; il se repose quand il veut, il s'habille comme il lui plaît, il se nourrit suffisamment, bref il assure l'équilibre par une adaptation spontanée et instinctive de ses efforts et de tous les actes de la vie aux exigences de l'organisme.

» Le soldat en marche n'a pas le droit d'écouter la voix de l'instinct, il ne peut obéir qu'à celle du devoir; le devoir lui montre un but, il lui faut l'atteindre ou tomber dans le rang; il na pas d'autre alternative si l'art ne vient pas à son secours. »

Il ne faudrait pas croire au moins que les accidents dus à la chaleur ne s'observent pas dans les armées étrangères avec une fréquence égale à celle que nous subissons pour notre part.

J'ai relevé à ce propos les chiffres des statistiques de l'armée allemande. Ils m'ont donné pour sept années : 773 cas avec 117 décès, soit 15 p. 100. La seule année 1886 a vu, pendant les manœuvres, 272 cas avec 15 décès, malgré toutes les précautions qu'on ait pu prendre.

En France, la statistique médicale de l'armée n'a commencé à donner des chiffres spéciaux pour les coups de chaleur que depuis l'année 1889. J'ai donc colligé les chiffres afférents aux années 1889 à 1895, date du dernier volume paru :

	Intérieur.	Algérie.	Totaux.
Traités à l'infirmerie	148	15	163
— à l'hôpital	301	142	443
Morts immédiates	7	19	26
Total des cas	456	176	632

Les décès consécutifs ayant été de 1 à l'infirmerie et 27 à l'hôpital, la mortalité totale a été de 54 sur 632, soit 8,5 p. 100. Mais il faut remarquer que le chiffre de 632 ne représente que celui des hommes les plus gravement atteints. Le nombre des cas relativement simples ne peut être évalué : il est certainement assez élevé.

Ces décès ont frappé :

	Officiers.	Soldats.
A l'intérieur	2	20
En Algérie	1	31
Total	3	51

Enfin par rapport à l'arme on trouve :

	Hommes.	Décès.	Proportions.
Infanterie de la métropole	379	20	5,2 p. 100
— d'Afrique	164	28	17,0 p. 100
Artillerie et génie	69	4	5,8 p. 100
Cavalerie	20	2	10,0 p. 100
	632	54	

C'est en France, et sur l'infanterie qu'on observe le plus grand nombre de cas. Il faut remarquer, en outre, la faible proportion des cavaliers touchés, 20 sur 632, soit 3,1 p. 100 seulement. Enfin la mortalité est trois fois moins élevée dans l'infanterie de l'intérieur que dans celle employée en Algérie et en Tunisie.

HYGIÈNE PROPHYLACTIQUE

La prophylaxie des divers accidents causés par la chaleur n'est pas difficile à formuler après les données étiologiques que j'ai détaillées tout-à-l'heure. Si les dures nécessités de la vie militaire ne permettent pas toujours de les suivre en campagne, du moins devons-nous en temps de paix veiller à leur stricte observation.

A) **Précautions générales.** — Indiquons tout d'abord les précautions générales qu'il est bon de prendre en été, quel que soit le travail auquel les hommes soient astreints.

Alimentation. — En été ou dans les pays chauds, il faut manger peu et prendre des aliments surtout féculents, du riz par exemple, en un mot de ceux qui font peu de chaleur. Je ne conseille pas, bien entendu, un régime trop végétal dont l'effet principal serait d'enlever à nos soldats toute énergie morale : on donnera la ration de viande qui constitue le minimum nécessaire, en évitant le porc, la charcuterie, qui sont viandes trop grasses.

Il importe qu'on ne parte pas à jeun pour le travail; en revanche, il faut veiller à ce qu'on ne parte pas pour un exercice de la journée immédiatement après avoir mangé. (1er août 90.)

Alcool. — L'alcool, je l'ai dit, est particulièrement dangereux pendant les chaleurs. Les officiers toléreront l'usage du vin pris modérément, mais devront proscrire de la façon la plus formelle celui des alcooliques, qu'ils ne laisseront prendre à aucun prix avant de partir pour un exercice extérieur. Je rappelle que depuis les circulaires ministérielles des 27 septembre et 11 octobre 1845, il est défendu aux troupes en Algérie de faire usage de l'absinthe.

Les officiers sont d'ailleurs autorisés par la note ministérielle du 1er août 1890 à prendre les mesures les plus sévères pour empêcher et *réprimer* l'alcoolisme.

Vêtements. — Pour lutter contre la chaleur, les vêtements devraient être amples et de couleur blanche. Si cette mesure est difficile à adopter pour les armées, nous devons chercher à y remédier de notre mieux en autorisant le port des vêtements de toile dans la limite compatible avec les exigences du service.

La capote, en tenue de campagne, sera déboutonnée par le haut et ouverte : la cravate sera lâchée et le col de chemise déboutonné aussi.

Coiffure. — Au point de vue des dangers que fait courir la chaleur, la partie capitale de l'habillement réside dans la coiffure qui est défectueuse, il n'y a pas à se le dissimuler, aussi bien le képi que le casque métallique de notre cavalerie (dragons ou cuirassiers), et cela malgré les ventouses dont sont munies ces coiffures, encore que le casque soit pourvu de six ouvertures.

Le képi ne protège pas assez la tête, dont le sommet touche presque le fond de la coiffure, et il ne protège pas du tout la nuque. C'est pour obvier à ce double inconvénient que le casque colonial est devenu réglementaire pour les hommes servant aux colonies, l'Algérie exceptée.

Pour se préserver des insolations il faut faire usage du couvre nuque, employé en Algérie, qu'on remplace par le mouchoir posé tout déployé *sur* le képi et qu'on laisse flotter par derrière. (1er août 90.)

Si la chaleur est trop forte, il est avantageux, en outre, de placer dans l'intérieur de la coiffure un mouchoir ou une éponge imbibée d'eau ou même de mouiller largement le turban du képi.

Equipement. — Les diverses courroies du sac et le sac lui-même étant une cause de danger par la constriction qu'ils opèrent sur la poitrine, il conviendra, en été, de charger les sacs le moins possible.

On avait proposé l'adjonction à chaque havresac de deux réglettes mobiles pouvant se relever et s'appuyer au ceinturon. Ce petit appareil, qui a été très apprécié des hommes qui l'ont essayé, a été décrit sous le nom de réglette porte-sac dans la *Revue du Cercle militaire* du 20 février 1887 : il a pour but de permettre la séparation momentanée du sac d'avec le dos de l'homme, et de faciliter ainsi le passage de l'air tout en déplaçant les points d'appui du fardeau.

Certainement que son adoption ne pourrait que rendre de grands services dans quelques cas.

Sieste. — Puisque le travail musculaire est une cause adjuvante des accidents dus à la chaleur, il conviendrait de rester immobile pendant les heures chaudes de la journée. La *sieste* est donc indiquée; elle est utile pendant les grosses chaleurs de l'été, et il est prudent de faire comme en Algérie, où les soldats rentrent dans leurs casernes de 10 heures à 2 heures de l'après-midi.

Il est bien entendu que dans le cas où cette mesure serait prise, il faudrait veiller avec soin à l'aération parfaite des chambres, pour éviter l'apparition des accident dus à l'air confiné et surchauffé dont j'ai parlé plus haut.

Bains froids. — Comme dernière précaution à prendre, je rappellerai enfin la nécessité qu'il y a à conserver à la peau toutes ses fonctions. L'usage des bains froids s'impose donc pour nos hommes auxquels on ne peut appliquer toutes les mesures hygiéniques adoptées instinctivement par les peuples du Midi, je veux parler des frictions, des massages et des bains.

En station on mènera les hommes à la baignade chaque fois que la température de l'eau ne sera pas inférieure à 18° ou 20° et au moins deux fois par semaine. Les baignades ne doivent pas avoir lieu pendant la grande chaleur du jour ; les heures les plus propices sont celles du matin ou du soir, de 3 à 5 heures. Les hommes qui ont instinctivement le sentiment de l'utilité des bains froids, ont grande tendance à aller se baigner isolément. S'il est impossible d'y mettre un obstacle disciplinaire, au moins serait-il sage de leur faire les recommandations suivantes. Ne pas se baigner moins de trois heures après avoir mangé, ne pas se baigner en plein soleil de 10 heures à 3 heures de l'après-midi, ne jamais se baigner dans les eaux stagnantes ni dans les mares.

B) **Précautions spéciales aux marches.** — Les accidents causés par la chaleur, de quelque nature qu'ils soient, se montrent surtout pendant les marches ou les manœuvres.

Il convient donc de préciser les règles qui s'appliquent à cet acte particulier de la vie militaire.

1° Avant le départ. — Voyons d'abord sur quel point devra porter l'attention des officiers avant le départ de la colonne.

Repos. — J'ai dit le rôle de la fatigue dans la genèse des accidents asphyxiques de chaleur. Il serait utile, en cas de manœuvres ou de changement de garnison, de faire précéder le départ d'un jour de repos complet, au lieu de l'agitation des allées et venues, de l'insomnie qu'entraînent toujours les préparatifs de départ prolongés jusqu'au dernier moment. Le quartier devrait être consigné dès la veille, au matin, pour empêcher les hommes de sortir, car, en dépit des règlements et d'une active surveillance, il y en aura toujours un trop grand nombre qui prolongeront leur veillée chez les habitants.

Bidon. — Il faudra recommander aux hommes de remplir leurs petits bidons d'eau pure ou mélangée de café. Si la troupe voyage par étapes, ils devront prendre cette eau à la meilleure source de la localité. Les officiers ont pour devoir de s'assurer, avant le départ, que cette prescription a bien été exécutée (1er août 1890). Ils n'oublieront pas non plus de faire aux hommes toutes les recommandations nécessaires, en insistant avec fermeté sur la sobriété qui est indispensable.

Heure du départ. — A quelle heure convient-il de mettre la colonne en route?

Pour lutter contre une température absolument élevée il n'est pas d'autre moyen que de choisir pour l'exécution des marches, des heures de nuit ou d'extrême matin.

Par conséquent, en été, la troupe devra être mise en route au petit jour, de manière qu'elle voyage pendant les heures les plus fraîches de la journée. Cette prescription ministérielle du 24 juillet 1856 a été heureusement complétée par celle du 1er août 1890, qui fixe l'arrivée au gîte avant 9 heures du matin pour les troupes d'infanterie et 10 heures pour celles de cavalerie. En cas de besoin, la troupe peut être mise en route à partir de 3 heures du soir.

Cette limitation est exécutoire, pour les treize premiers corps d'armée du 15 juin au 1er septembre; pour les cinq suivants du 1er juin au 15 septembre.

Pour tempérer ce que cette règle avait de trop absolu, le Ministre a autorisé, par décision du 21 mai 1893, les généraux en chef à déterminer d'autres dates, le cas échéant, en tenant compte des circonstances atmosphériques et locales.

Pendant les grandes manœuvres, il peut encore être fait exception à la règle en question, sous la responsabilité du général qui commande.

2° Pendant la marche. — La colonne est partie. Quelles sont les nouvelles précautions qu'il faut prendre si la température est très élevée malgré l'heure matinale ou tardive, à laquelle s'est effectuée la mise en route?

Allure. — Le chef réglera tout d'abord son allure, en la diminuant autant que possible, et en lui assurant la plus grande régularité.

Je rappelle qu'il est admis en principe que par une température supérieure à 25 degrés, la durée du trajet augmente de cinq minutes par kilomètre.

Les chefs des dernières unités veilleront à conserver toujours la même cadence pour éviter les à-coups qui se produisent fatalement à la queue des colonnes.

Les hommes seront maintenus dans le rang: on évitera qu'ils s'arrêtent pendant la marche pour un motif autre qu'une raison de santé.

Si, malgré ces précautions, et à cause de la fatigue ou de la chaleur, des traînards nombreux venaient à se montrer peu à peu, il conviendrait qu'un officier monté aille en informer aussitôt le chef de la troupe, pour que celui-ci ralentisse encore l'allure de la marche.

Un vélocipédiste mis à la disposition du médecin chef de service rendrait de grands services.

Espacement. — J'ai dit les dangers d'asphyxie qui guettaient les fantassins du centre des colonnes. Dès lors le moyen préservatif vient à la pensée tout naturellement : pendant les grandes chaleurs, pas de marche à rangs serrés mais bien à rangs séparés.

Depuis qu'aux Indes on a mis cette règle en pratique. règle que suivaient déjà les armées romaines, les Anglais ont constaté une grande diminution dans les cas d'asphyxie par la chaleur.

Les colonnes seront donc aussi petites que possible; dans chacune d'elles, les unités, les compagnies seront espacées les unes des autres; dans chaque compagnie, les hommes marcheront à rangs bien séparés, et par files de chaque côté de la route.

L'allongement de la colonne en sera considérablement augmenté; mais qu'est-ce que cela si on pense aux dangers qu'une disposition contraire pourrait faire courir aux soldats qui en font partie?

Haltes. — En ordonnant une allure modérée, le chef de la colonne a déjà fait beaucoup pour ménager les forces de ses hommes. Celles-ci ont cependant des limites, et les *haltes* qui sont prescrites ont pour but d'éloigner ces limites le plus possible. A cet avantage de mitiger les effets pernicieux de la fatigue, les haltes joignent celui de reposer la poitrine des effets de la constriction par les diverses bretelles, en délivrant le soldat du poids du sac.

Lorsque la marche est faite par un temps particulièrement chaud et lourd, les haltes ont le triste privilège d'aggraver quelquefois les accidents produits par la chaleur; ce fait a été mis en lumière par le médecin inspecteur Guyon. Cela tient au danger que fait courir le repos horizontal sur un sol surchauffé: j'en ai déjà parlé et je vais y revenir.

Puisque, sous réserve de certaines précautions, les haltes sont si nécessaires, comment faut-il les régler pour en obtenir de bons résultats?

Il y a longtemps déjà qu'en raison des accidents survenus pendant les pauses, on avait proposé de les supprimer et de les remplacer par un ralentissement de la marche. Le maréchal Bugeaud ne voyait à cette proposition aucun avantage; il aurait, au contraire, voulu multiplier les haltes.

Certes, quand celles-ci ne peuvent se faire à l'ombre, il peut y avoir quelque danger à rester immobile sous le soleil : l'évaporation cutanée se ralentit et le corps s'échauffe plus rapidement. Mais ce n'est pas là une raison suffisante pour demander la suppression des haltes pendant lesquelles le soldat ôte son sac et respire à l'aise ; rien ne l'oblige du reste à rester immobile, on peut même le forcer à se donner du mouvement.

En fait, et aux termes des prescriptions en vigueur (1er août 1890), le soin de décider si on doit faire plusieurs haltes ou les prolonger est laissé en entier à l'initiative du chef de la colonne. Il se rappellera que même sur un terrain sans abris, frappé directement par le soleil, il vaut mieux s'arrêter et s'arrêter souvent.

Pour les haltes, on choisit de préférence les endroits ombragés mais non humides : dans ces cas les hommes seront laissés libres de se reposer à leur guise. Mais si la halte a lieu en plein soleil, les officiers devront interdire aux hommes de se coucher tout de leur long sur le sol, de dormir au soleil. Après avoir mis sac à terre ils se promèneront à pas lents.

S'il fait un vent un peu vif, on doit éviter de se trop découvrir, en raison de l'état de transpiration dans lequel on se trouve, et si la halte a lieu à l'ombre, on se donne du mouvement dès que l'on sent qu'on se refroidit par trop.

Enfin le signal de la halte doit être exécutoire pour tout le monde simultanément, afin que toutes les fractions de la colonne profitent également du temps de repos (Inf.).

Boisson. — Il ne me reste plus qu'à traiter la question si importante de la boisson en route.

Peut-on et doit-on laisser boire les troupes pendant la marche? Disons tout d'abord qu'en temps ordinaire c'est inutile; mais en marche, par la chaleur, cela est absolument indispensable.

L'évaporation cutanée est le régulateur de la chaleur animale; j'ai cité à ce propos le cas des chauffeurs de navires qui ne résistaient qu'à la condition d'avaler de grandes quantités d'eau.

Boire, c'est donc soutenir l'action du régulateur en question.

En conséquence, les hommes doivent être autorisés à boire autant qu'ils le désirent, bien entendu, sous réserve de certaines règles sans lesquelles on tomberait dans un excès qui serait contraire et nuisible. D'ailleurs, d'après les médecins de l'armée des Indes, les distributions d'eau et leur abondance sont les mesures préventives les meilleures contre les accidents dus à la chaleur.

J'ai dit les distributions d'*eau;* c'est que c'est en route la boisson du soldat par excellence. Certes, du café léger vaudrait mieux, mais la petite provision faite au départ a été vite épuisée, et il impossible de la renouveler.

L'homme doit donc se contenter de l'eau qu'il trouvera aux fontaines de nos villages, car, absorbée fraîche, elle remplit toutes les conditions voulues.

L'eau tiède, comme serait celle transportée dans des bidons, dans des haquets, ou à dos de chameaux, ainsi qu'il arrive en Algérie, est indigeste parce qu'elle n'a aucun stimulant. Aussi est-il de règle, en colonne dans le Sud algérien, de laisser boire le moins possible, car ceux qui succombent à cette tentation peuvent se donner des indigestions d'eau.

Comment s'y prendre pour mettre les hommes à même de satisfaire cet impérieux besoin de la soif sans inconvénient au point de vue de la discipline et de l'hygiène?

Il est interdit aux hommes de s'abreuver directement et en abondance aux ruisseaux et fontaines, en aucun point de la route (1er août 1890), les accidents les plus fâcheux et la mort suivant souvent ces imprudences.

Mais, en revanche, le commandant de la colonne doit envoyer en avant un officier et quelques hommes pour faire préparer la quantité d'eau suffisante dans les localités où la troupe pourra *s'arrêter*. Le maire et les habitants seront invités par eux à mettre sur les bords de la route des récipients tels que, baquets, tonneaux défoncés, seaux, cruches, etc., en bon état de propreté, auxquels les hommes puissent rapidement remplir leurs bidons, tout en restant en ordre de marche.

Je viens de citer textuellement un paragraphe de la note du 1er août 1890. On remarquera que nous avons enfin adopté un procédé déjà employé par les Allemands depuis quelque 20 ans, procédé qui était réclamé dès longtemps par les divers auteurs militaires.

Le système réglementaire force la colonne à s'arrêter; combien je préfère le véritable système de nos voisins qui oblige les paysans des villages traversés à placer les récipients ou à les porter à hauteur de ceinture, sur les deux flancs de la colonne, pour faciliter au soldat le moyen de boire sans arrêt dans la marche. Chacun d'eux, son gobelet à la main, puise l'eau sans s'arrêter, à la volée, et boit ainsi deux ou trois gorgées de bonne eau. C'est assez pour ne pas lui faire de mal, et l'eau est fraîche; tandis que celle que nos troupiers trouveront dans leur petit bidon sera devenue chaude, s'ils la boivent à petites gorgées, ou bien ils la boiront fraîche, mais alors goûlument, à trop grandes lampées ; sans compter, enfin, que l'opération du remplissage d'un petit bidon à l'aide d'un quart demande assez longtemps.

Quoiqu'il en soit, il y a là un progrès réel auquel nous ne pouvons qu'applaudir. Mais trouverons-nous toujours, sur notre route, des villages à point nommé; ces villages auront-ils assez d'eau et j'ajoute de bonne eau, car je répudie formellement toute eau de puits : les paysans ne seront-ils pas aux champs ; auront-ils les récipients voulus et propres en quantités suffisantes ?

Nous devons donc prévoir les cas où il nous faudra laisser nos hommes aller boire au ruisseau voisin. Voici alors les précautions qu'il y aura lieu de prendre :

Avant de laisser boire, on prescrira un repos de 15 à 20 minutes, après lequel les hommes seront laissés libres. La colonne ne se mettre en route qu'après un nouveau repos d'un quart d'heure.

Si on ne peut prolonger la halte autant qu'il serait nécessaire, il faudra laisser boire les soldats qui le voudront, quand on passera au voisinage d'une bonne eau, en prenant certaines précautions pour sauvegarder le bon ordre et empêcher les hommes de se gorger d'eau, ce qui les transformerait en véritables gargoulettes.

Un officier, un médecin, et le nombre d'hommes nécessaires se tiennent près de la source. Les sous-officiers font avancer leurs hommes en ordre après leur avoir bien recommandé de se mouiller la figure et les mains avant de boire, ce qu'ils devront faire rapidement, pour reprendre ensuite leur place dans la colonne sur la route.

Dans les cas exceptionnels de journée chaude ou de marche précipitée, il suffira largement de laisser boire ainsi les hommes deux ou trois fois ; certes ce mode de faire présente des inconvénients, des difficultés, mais de deux maux ne vaut-il pas mieux choisir le moindre ?

Si par hasard on ne trouvait que de l'eau stagnante, il conviendrait de rappeler qu'on ne doit pas en avaler, mais simplement s'en gargariser. De toutes façons, c'est là un procédé de choix suffisant pour calmer une soif vive. Lorsqu'on boit, il faut le faire lentement et à petites gorgées, et si l'on peut manger en même temps, cela n'en vaut que mieux.

Quant aux moyens de tromper la soif, indiqués souvent,

tels que mâcher un brin d'herbe, une feuille d'arbre, du tabac, ou rouler un petit caillou dans la bouche, ils sont illusoires, et même dangereux dans les cas où l'insolation est menaçante. En tout cas, leur effet ne dure que bien peu de temps.

Je résume ainsi la ligne de conduite à tenir : Il vaut mieux ne boire qu'en mangeant, au repos et à l'ombre; mais en présence d'un échauffement excessif du corps, pouvant devenir dangereux, il est nécessaire que l'hygiène et la discipline soient d'accord pour laisser quelquefois les soldats boire pendant la marche.

3° A L'ARRIVÉE AU QUARTIER OU A L'ÉTAPE. — La colonne a fait son étape, elle arrive au gîte.

Arrêtée avant d'entrer pour rectifier la tenue, on doit profiter de cette halte pour renouveler aux hommes les recommandations de sobriété qui leur ont déjà été faites, et leur rappeler qu'ils ne doivent pas se dévêtir à moins qu'ils ne veuillent changer de linge; dans ce cas ils le feront sans perdre de temps et en se garantissant des courants d'air.

Les officiers veilleront à ce que les locaux affectés à leurs hommes remplissent bien toutes les conditions voulues de ventilation. Mieux vaudrait coucher la nuit à la belle étoile que de se confiner dans un local trop resserré.

Enfin, si la troupe est campée, les tentes seront aussi élevées, aussi aérées et aussi peu peuplées que possible. La tête du soldat couché devra être éloignée du sol. Dans l'expédition de la Côte-d'Or, les Anglais ont évité un grand nombre de coups de chaleur en faisant placer dans les tentes de leurs soldats des lits en bambou qui maintenaient la tête à une certaine distance de la terre.

Je résumerai ainsi les moyens de précautions que je viens d'exposer, suivant le but auquel ils répondent plus particulièrement.

Pour éviter l'*asphyxie*, on dispose du réglage prudent de

l'allure, de l'écartement des marcheurs, de l'aisance des vêtements opportunément autorisée; les officiers seront ménagers des forces de leurs hommes.

Pour échapper au *coup de chaleur* on fait usage des marches matinales ou nocturnes; de la fréquence des haltes; de la possibilité de faire boire souvent et enfin de la défense aux hommes de se coucher sur le sol.

Contre l'*insolation*, il faut adopter une coiffure appropriée ou au moins prescrire l'usage du couvre-nuque ou du mouchoir déployé joint au mouchoir mouillé placé dans l'intérieur du képi.

Par l'usage de ces petits moyens, le commandement aura paré, dans la limite du possible, à l'apparition des accidents causés par la chaleur.

PREMIERS SECOURS EN CAS D'ACCIDENTS

Malgré toutes ces précautions des hommes sont frappés par l'excès de chaleur.

Le médecin qui accompagne la troupe est arrêté près d'un premier malade; pendant ce temps, d'autres sont tombés qui réclament des soins immédiats sous peine de succomber; les officiers de tous grades doivent pouvoir intervenir utilement pour permettre à ces malades d'attendre sans danger la visite du médecin redevenu disponible. Enfin, ils peuvent se trouver isolés sans secours médical possible. Il faut donc savoir ce qu'on doit faire dans chaque cas déterminé et il faut le savoir bien, pour pouvoir prendre rapidement une détermination utile.

Asphyxie. — Un homme est tombé, sur le côté de la route. Il a la face violacée, il est couvert de sueur. Dire aussitôt « *Asphyxie.* »

Celle-ci étant produite par la fatigue, la chaleur et la gêne des mouvements respiratoires, on doit:

1° Le débarrasser de son fourniment, déboutonner ses

vêtements y compris la chemise et mettre la poitrine à nu. Installer le malade dans une position demi-couchée, demi-assise.

2° Provoquer les mouvements respiratoires en aspergeant d'eau froide la figure et le haut de la poitrine, ou par toute autre excitation cutanée vive.

Si on ne réussit pas, il faut avoir recours à la respiration artificielle. L'action extra-médicale se borne là.

Quand le malade va un peu mieux, on lui fait boire quelques gorgées d'une boisson excitante, à l'exclusion absolue de l'eau pure. Par boisson excitante on peut entendre de l'eau aiguisée de cognac, de rhum ou mieux de vinaigre.

Coup de chaleur. — Le coup de chaleur, lui, est sous l'influence exclusive de la chaleur élevée. On reconnaît un homme qui en a été frappé à ce qu'il est tombé à son rang, que sa face est pâle et que la peau est sèche.

Dans ce cas, il faut faire transporter le malade à l'ombre le plus rapidement possible; s'il n'y a pas d'abri à proximité, il est facile d'en établir un de fortune, en étendant au-dessus du malade une couverture, une capote tenue par les quatre coins. Mais alors, il convient aussi de se souvenir qu'il peut être dangereux de coucher ainsi un homme sur le sol, et il y aura urgence d'improviser une sorte de table pour y déposer le malade.

2° Celui-ci sera déshabillé entièrement à l'exclusion des chaussures et du pantalon qu'il faudrait trop de temps pour enlever, et avec sa chemise trempée au ruisseau voisin, pratiquer de larges affusions froides. Une capote agitée en cadence au-dessus du corps fera un courant d'air factice très utile.

3° Quand cela sera possible faire ingérer au malade de petites quantités répétées d'eau très froide.

Insolation. — L'insolation est l'action directe du soleil sur le cerveau. Après avoir mis le malade à son aise, comme dans le cas précédent, on lui entretient de l'eau froide constamment renouvelée sur la tête, en même temps qu'on fait de la révulsion sur les membres inférieurs.

Je me suis bien trouvé dans une série d'accidents de ce genre dont j'ai été témoin pendant l'étape de Sainte-Menehould à Suippes, en pleine Champagne pouilleuse, de faire cette révulsion, faute de moutarde, avec des poignées d'orties dont je frictionnais les jambes des victimes.

S'il n'y a pas de médecin avec la troupe et si dans les mares ou ruisseaux voisins il est possible de trouver des sangsues, les officiers ne doivent pas hésiter à en appliquer deux ou trois derrière chaque oreille.

Il est bien entendu que, dans tous les cas, aussitôt que l'homme va mieux il faut le transporter sur une voiture couverte, requise ou obligeamment prêtée, jusqu'au plus prochain centre d'habitation. Là, il sera déposé, non dans une chambre, mais bien dans une grange près de la porte qui sera laissée ouverte.

Par l'emploi de ces moyens si simples mais qui sont héroïques quand ils sont judicieusement et rapidement appliqués, il sera possible d'éloigner tout danger mortel pour le cas où, malgré les précautions sages qui auraient été prises, un chef d'une troupe en marche aurait eu dans sa colonne des accidents causés par la chaleur.

Il appartient à tous de bien se souvenir des quelques conseils que je viens de donner, car aux termes de la note ministérielle du 1er août 1890 : « Quelle que soit d'ailleurs la nature de la marche exécutée, les chefs de colonnes ne doivent pas perdre de vue qu'ils sont responsables de la santé des troupes placées sous leurs ordres. »

FIN

Paris et Limoges. — Imp. milit. Henri Charles-Lavauzelle.

www.ingramcontent.com/pod-product-compliance
Ingram Content Group UK Ltd.
Pitfield, Milton Keynes, MK11 3LW, UK
UKHW012100240726
13965UKWH00004B/1434